体外受精を考えている皆様へ

治療の現状を知って、あなたが受ける
体外受精の治療の参考にしてください。

不妊治療が保険適用となり、患者さんやこれから治療を考えている人にとって大きな経済的メリットを得ることができました。一方、治療を行う医療サイドでは、画一化された保険診療枠の中で、成績や個々の患者さんに応じての細やかな診療が難しくなるなど、大きな変化を見せています。

保険適用から２年が経ち、保険点数の見直しも図られ、その動向も興味深いところですが、いずれにせよ、自由診療時からの変化も大きく、医療現場や関連企業の中には窮地に立たされるケースも出てくることが考えられます。願わくは患者さんへのマイナス影響が出ないことです。

不妊治療・生殖医療の健全な発展のために、何か力になれることをと考え実施してきた本アンケートも、13回目を迎え、視点を変えることも重要課題となってきたようです。今後を探る上でも、今回の集計結果をまとめ、考えをさらに巡らせながら現状をお伝えしたいと思います。

2024年3月　不妊治療情報センター／ www.funin.info　スタッフ

Contents

ART Related Companies

Hospital & Clinic List

Prologue

はじめに

保険適用後の特別アンケートでわかった体外受精の現状

保険診療で変わったこと（回答に多かった意見）

不妊治療の保険診療が適用され2年が経ち、その動向が注目されています。昨年のアンケートでは、回答に様々な要望や意見が寄せられていましたが、それらに対する変革はあったのでしょうか？

今回の回答では、それらの要望や意見は一層強まっていると感じました。それがアンケート結果の第一印象です。もちろん、保険適用については関係者の間で様々な議論が重ねられていることでしょう。患者さんにも喜ばれ、さらに社会的にも有意義な展開が期待されます。

回答にあった具体例としては、PGTを先進医療にするべき（これは現在の先進Bから先進Aにということでしょう）、不妊治療においては「混合診療」を認めるべき、保険の料金設定が根拠不明である、精子の凍結に保険点数がないのは理解に苦しむ、レセプトを提出する上で算定できる・できないを含めて解釈が分からない部分があるため、薬の投与量やエコーの回数・採血の回数なども含めて詳しく記載した説明が欲しい、超音波検査の回数制限は混合診療を認めて欲しい、AMHは一般不妊の方でも保険で算定して欲しい、などがありました。

また、診療実績の動向では、体外受精での妊娠・出産例が増加傾向にあることがうかがえます。理由としては、比較的若い患者層を含め、体外受精の治療を受けやすい経済的環境ができたことがあげられるでしょう。それと同時に、一般不妊治療におけるタイミング療法での出産例（成績）が伸びているように感じました。逆に人工授精での出産例（成績）が伸びていない、あるいは減少傾向にあるようにも感じました。この理由としては、患者さんの傾向として、子どもを希望する上で、できるだけ自然な形で自分たちの力で子どもを望む流れがあり、人工授精を行う不妊原因があるとすれば、より成功率の高い体外受精での結果を望む流れに乗るという二極化傾向が強まっている、あるいは人工授精で治療を長引かせるのではなく、早めに体外受精を受ける意識が高まっているとの解釈ができます。

ただ、今回のアンケートは体外受精実施施設における結果なので、一般不妊治療までを行う産婦人科では、人工授精での結果も良好なのかもしれません。

さて、患者さんの意見や質問で多いものもお伝えしておきましょう。

ARTが保険適用でありがたい、待ち時間がもっと短いと良い、保険の対象についての詳細について、体外受精のスケジュールについて、保険と自由診療の成績の違い、クレジットカードの使用は可能かどうか、体外受精の目安料金が気になる、保険診療で対応できる治療方針決定のプロセスが複雑でわかりにくい、書類等の多さや手続きにかかる時間が大変、仕事との両立が難しい、夫が協力してくれない、精神的にきついなどですが、多くの方が同じ意見や質問を抱くケースも目立っていました。

それでは、目次に続きアンケート個々の集計を見ていきましょう。

体外受精特別アンケートの内容

保険診療元年・2022年の状況を探る2023年発表のアンケート内容は以下の構成で行いました。

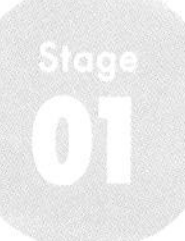

治療の状況

- 01－1　全患者さんの治療結果について
- 01－2　全治療周期中の体外受精の割合とその内訳（保険診療と自由診療の割合）について
- 01－3　移植胚の状況について
- 01－4　体外受精の患者さんの年齢の割合
- 01－5　体外受精の診療別胚移植あたりの臨床妊娠率
- 01－6　体外受精になる原因として多いもの
- 01－7　実施している受精方法
- 01－8　治療を終えた患者さんの平均移植回数
- 01－9　患者さんの通院圏

治療を始める前に

- 02－1　体外受精の説明について
  - 02－1－1　説明の形式
  - 02－1－2　説明スタッフ
  - 02－1－3　説明資料
- 02－2　相談窓口について
  - 02－2－1　相談の形式
  - 02－2－2　対応スタッフ

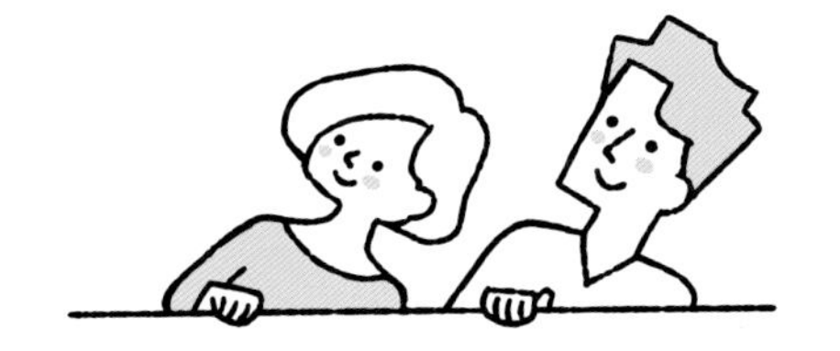

体外受精特別アンケートの内容

Stage 03 採精について

03-1 採精場所
03-2 精子回収術として実施しているもの
03-3 精子回収術の実施場所

Stage 04 採卵について

04-1 採卵時の麻酔
04-2 採卵時のスタッフ
04-3 採卵後の休憩時間

Stage 05 培養室について

05-1 培養室の取り組みで
特に重要視していること
05-2 A 胚の培養に使用している培養器
B 胚の評価方法
05-3 培養室スタッフ
05-4 凍結保存について
05-4-1 凍結保存の実施
05-4-2 延長の連絡方法

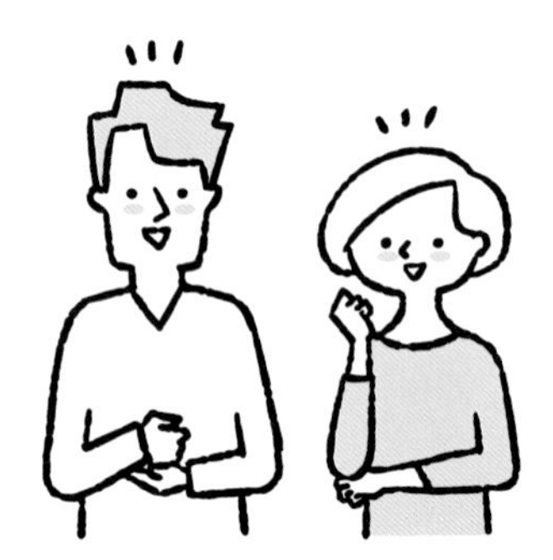

Stage 06 胚移植について

06-1 胚移植の種類別割合
06-2 黄体管理の方法
06-3 移植胚の選択について
06-4 保険診療で移植を行う場合、どこまでのグレードの胚を対象としているか？

※不妊治療に保険が適用された2022年、私たちの発行する体外受精実施施設ガイドブックは、保険適用に特化した内容にて、ベースとなる体外受精特別アンケートを実施しました。

Stage 01

治療の状況

治療の状況については、治療ごとの出産数比較、そしてそこに現実問題として気になる患者さんの離脱率を入れて治療結果を調べました。情報が的確に収集できているかはさらなる調査を必要とするも、これに関しては予想数値より低く感じました。

体外受精における保険診療と自由診療の割合では、保険診療が圧倒的に多いことがわかります。新鮮胚と凍結融解胚の割合で調べた移植胚の状況については、昨年とほぼ同様の結果で、これが現在の標準的な移植胚のスタイルかと思われます。体外受精を受ける患者さんの年齢層では、30～34歳が多いものの、保険診療となってからは29歳以下、40～42歳の層が増加しているとの結果が確認できます。

体外受精を受ける原因因子としては、原因不明を1番多いとする施設が最も多く、続いて年齢因子、男性因子が原因不明の4分の1ほどの割合で並んで続きます。3位以内に入る原因因子も原因不明、年齢因子、男性因子、卵管因子、排卵障害の5項目が占めていました。この状況も昨年同様ですが、卵管因子が昨年の原因不明に変わり、2位に入っています。昨今、卵管因子に対する治療がポイントとなる一面があるのかもしれません。

実施している受精方法では、c-IVF（通常媒精）、ICSI（顕微授精）、スプリットICSI（複数採卵時にc-IVFとICSIに分けて行う）、レスキューICSI（c-IVF後に未受精と判断した卵子に対する顕微授精）、IMSI（高倍率で精子を観察して選別するICSI）、PICSI（ヒアルロン酸を用いて精子選別を行うICSI）、SL-ICSI（紡錘体を可視化し行うICSI）、PIEZOICSI（微細な振動により細胞破膜を行うICSI）の8方法で調べました。

c-IVF、ICSI、スプリットICSIはほぼ全クリニックで実施され、100%近くの実施率があり、特色のある他の方法はクリニックごとに導入の有無に差があることがわかります。昨年の結果に同じく、c-IVF、ICSI、スプリットICSI以外の扱い率（実施率）は半数以下となりますが、IMSI、PICSIに関しては先進医療のため、もう少し導入施設、実施率が増えてもよいのではと思いました。これらの導入の違いによる成績の差も気になるところです。

それぞれの結果を見ていきましょう。

Stage 01-1

全患者さんの治療結果について

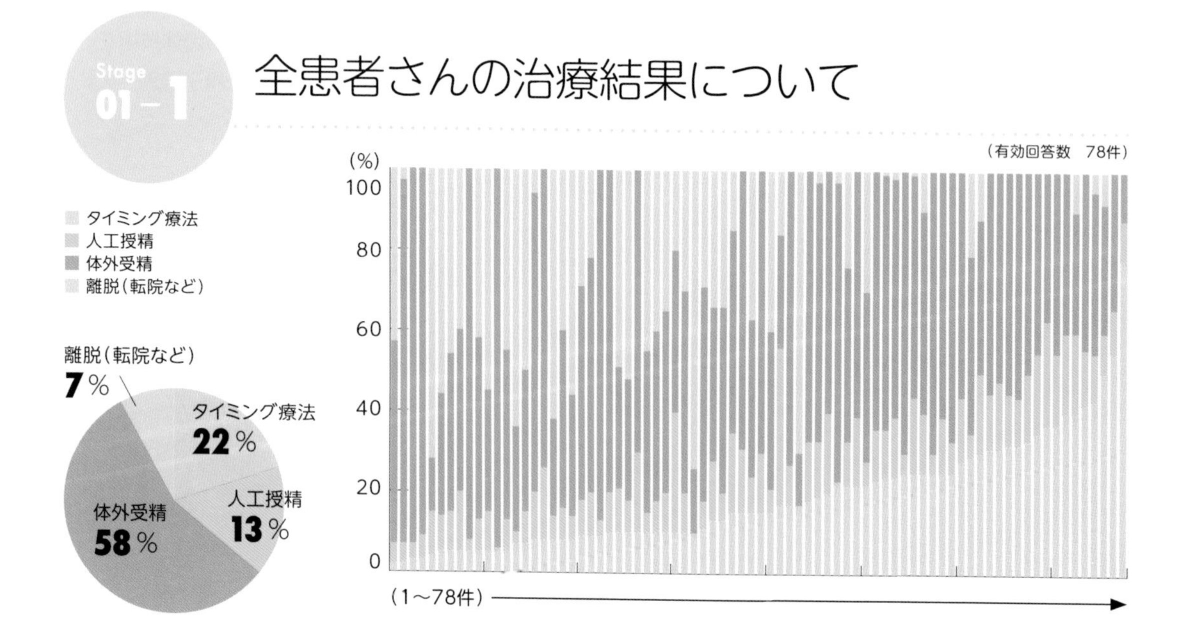

不妊治療施設に通う患者さんの治療結果は、子どもが誕生することで表されます。全て成功に終わるわけではありませんが、誕生することの意義があってこその不妊治療・保険適用です。一般不妊治療、体外受精、どの割合で出産があるのか、また、治療からの離脱がどのくらいあるのか、全体像で追ってみました。

タイミング療法が1837pt、人工授精が1462pt、体外受精が5112pt、離脱（転院）が734ptでした。この数字はあくまでも全体を判断するために算出した合算%の結果をポイントで表示したものですが、体外受精での誕生が多いことがわかります。体外受精を行うART施設以外の産婦人科で、一般不妊治療がどれだけ行われているかの情報を合わせてみない限り一概に言い切れるものではありませんが、ART施設においてはその効果が見て取れます。

Stage 01-2 全治療周期中の体外受精の割合とその内訳（保険診療と自由診療の割合）について

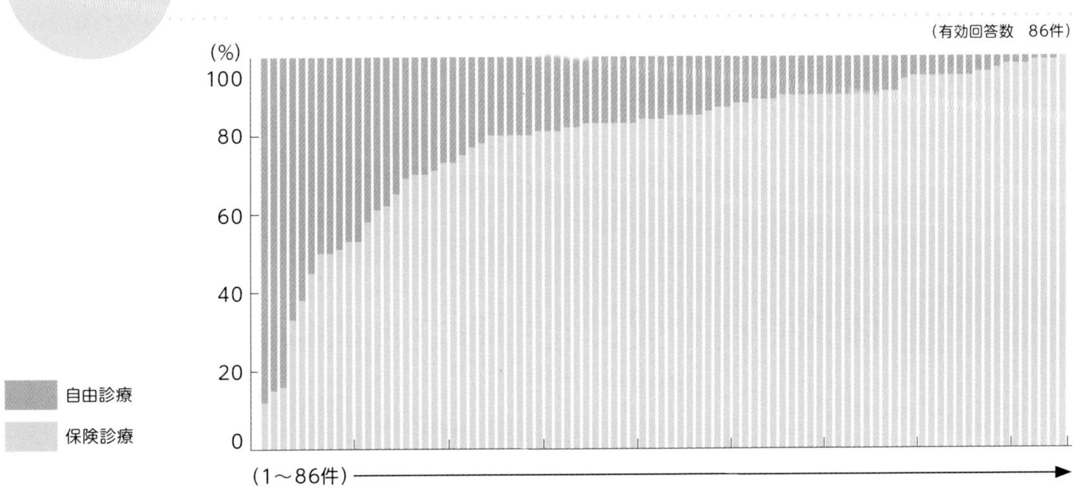

体外受精における保険診療と自由診療の割合では、昨年同様に保険診療での治療が多いのですが、自由診療が微増しているようにも思えます。これは、昨年と比べ体外受精を受ける患者さんが40～42歳の年齢層で若干増加していたことも関係していると思われます。つまり40代で体外受精を受ける患者さんが多いことから、保険診療での回数制限以上に需要があり、自由診療で受けていると予想されるからです。

保険診療と自由診療の違い

保険診療　保険診療は公的な健康保険が適用されるため、医療費は３割の自己負担で済みます。ただし、先進医療を行う場合、通常の保険診療と共通する診察・検査・投薬等の部分は健康保険が適用されますが、先進医療の部分は全額自己負担となります。

自由診療　自由診療は保険が適用されない診療のことで、治療費が全て自己負担（10割負担）となります。先進医療も自費で受けることができます。保険診療での制約がない分、細やかな治療を受けることができます。

Stage 01-3

移植胚の状況について

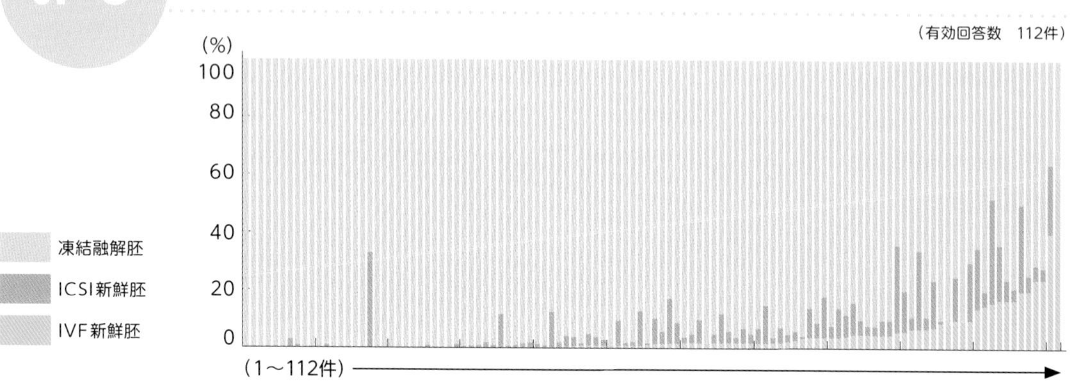

移植胚は、IVF新鮮胚、ICSI新鮮胚、凍結融解胚の3パターンがあります。実際にどの胚がどのくらいの割合で移植されているのでしょう。グラフは、治療施設1件1件の回答が1本の縦線になっています。一目瞭然で凍結胚が圧倒的に多いことがわかります。そして、全症例凍結融解胚移植としている治療施設も少なくないことがわかります。

このような流れの理由には、胚盤胞まで育った胚を一旦凍結保存し、子宮内膜の環境を整えた周期に融解して戻すという治療法が成績も良く、広く受け入れられているからです。それに伴い、子宮内の環境を整える医療技術も発達してきています。そのいくつかは先進医療として認められています。

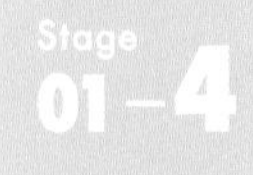
Stage 01-4

体外受精を受ける患者さんの年齢の割合

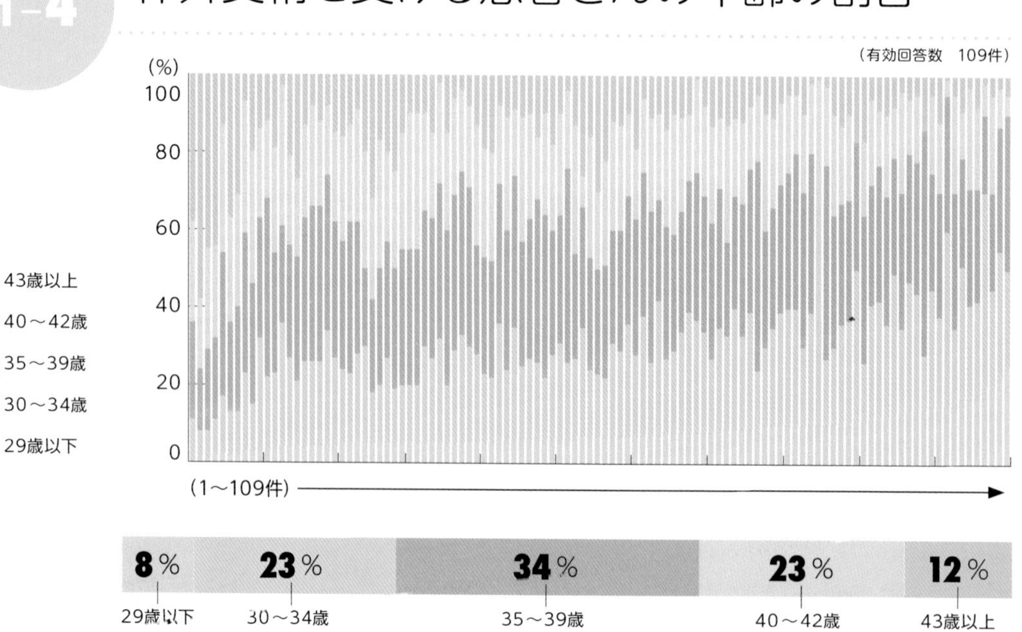

グラフは、治療施設1件1件の回答が1本の縦線になっています。治療施設それぞれのおける患者さんの年齢層がわかります。全体的に、35～39歳の患者さんが多く、続いて30～34歳の層と40～42歳の層が同率で多いのがわかります。

Stage 01－5

体外受精の診療別胚移植あたりの臨床妊娠率

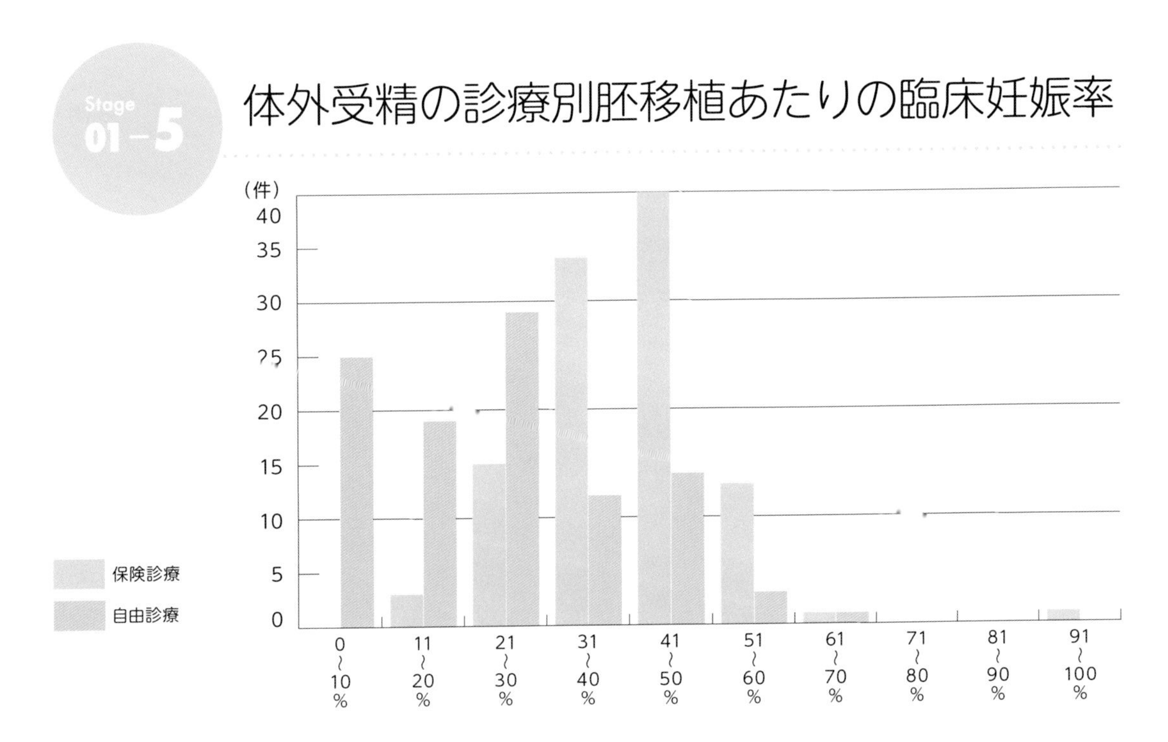

保険診療での妊娠率が、21%から60%までの層、とくに21～60%とする層で多いのに対し、自由診療での妊娠率が、50%までの層でとくに30%未満に多いことがわかります。このことからは自由診療での妊娠率の方が低いことがうかがえますが、理由には、自由診療での患者さんの方が年齢因子を含め重度な不妊原因があると考えられます。自由診療に保険の回数制限の影響も出てきているのかもしれません。

大雑把に、保険診療での妊娠率が40%とすると、自由診療が24%といったところでしょうか。

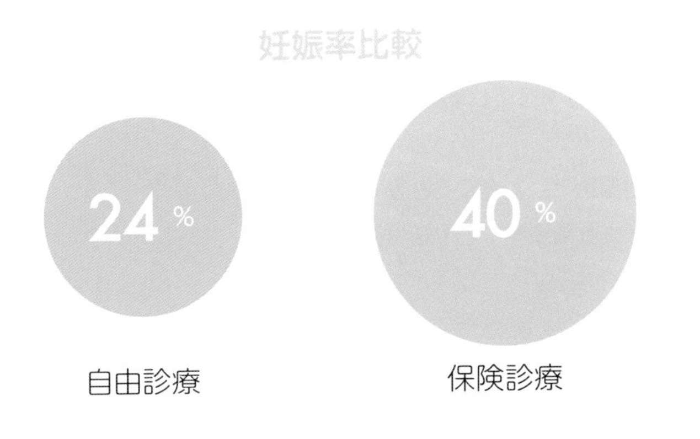

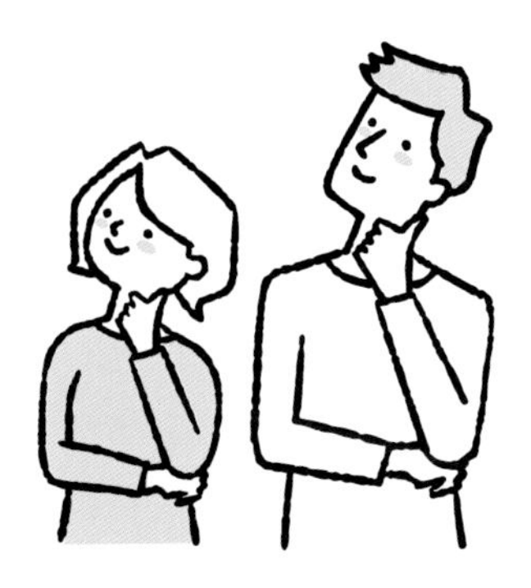

Stage 01-6

体外受精になる原因として多いもの

（有効回答数　111件）

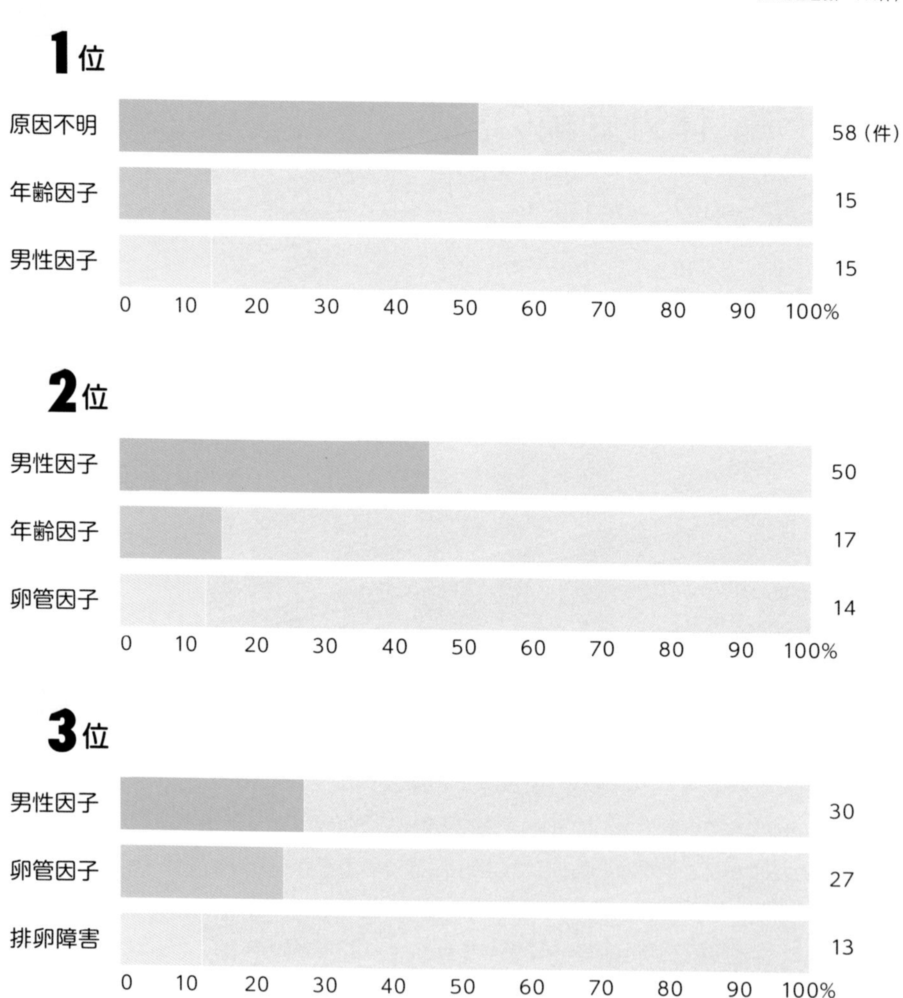

アンケートでは、多い原因を1位から3位まで聞いて、その結果をそれぞれに多い順に3つの原因をグラフにしています。

ここでは、原因不明、年齢因子、男性因子、卵管因子が原因として多いことがわかりました。原因不明が多いということでは、今後の研究や治療法の開発などが期待される要素は、不妊治療にまだまだ残されているということなのかもしれません。

Stage 01－7 実施している受精方法

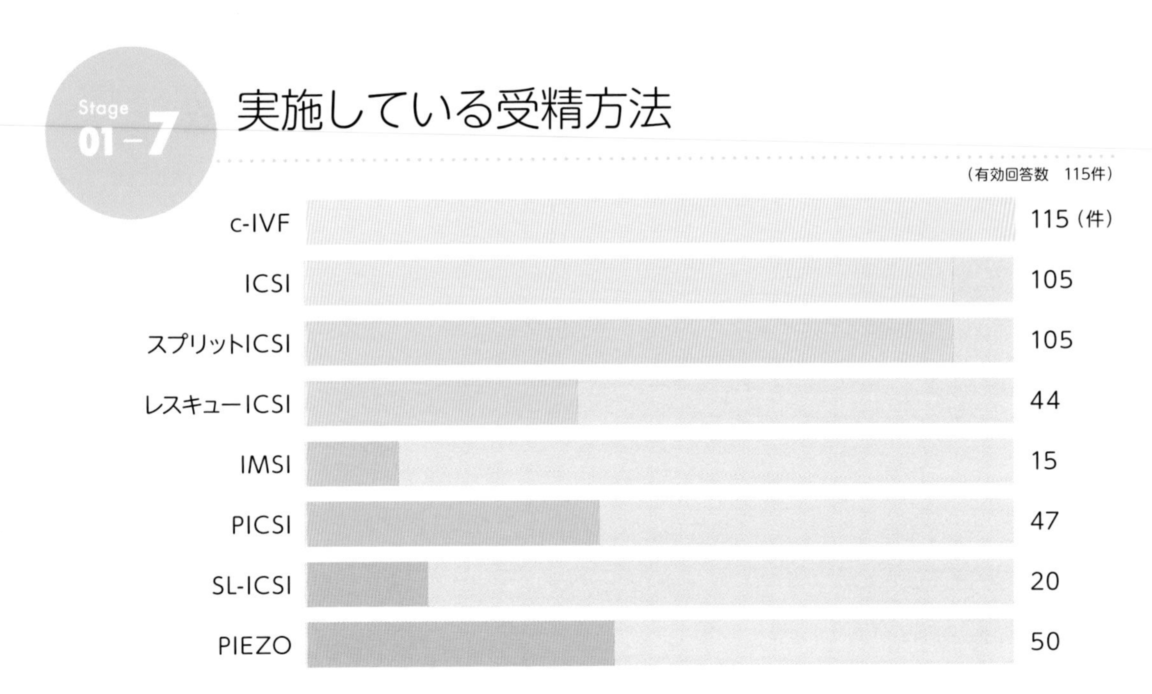

受精方法では、c-IVF、ICSI、スプリットICSIは、ほぼ全施設で実施があり、それ以外のレスキューICSI、IMSI、PICSI、SL-ICSI、PIEZOについては、半数以下の実施にとどまっていることがわかります。先進医療に含まれるものもありますが、保険診療でシンプルに治療するスタイルが定番ということのようです。

受精の様子

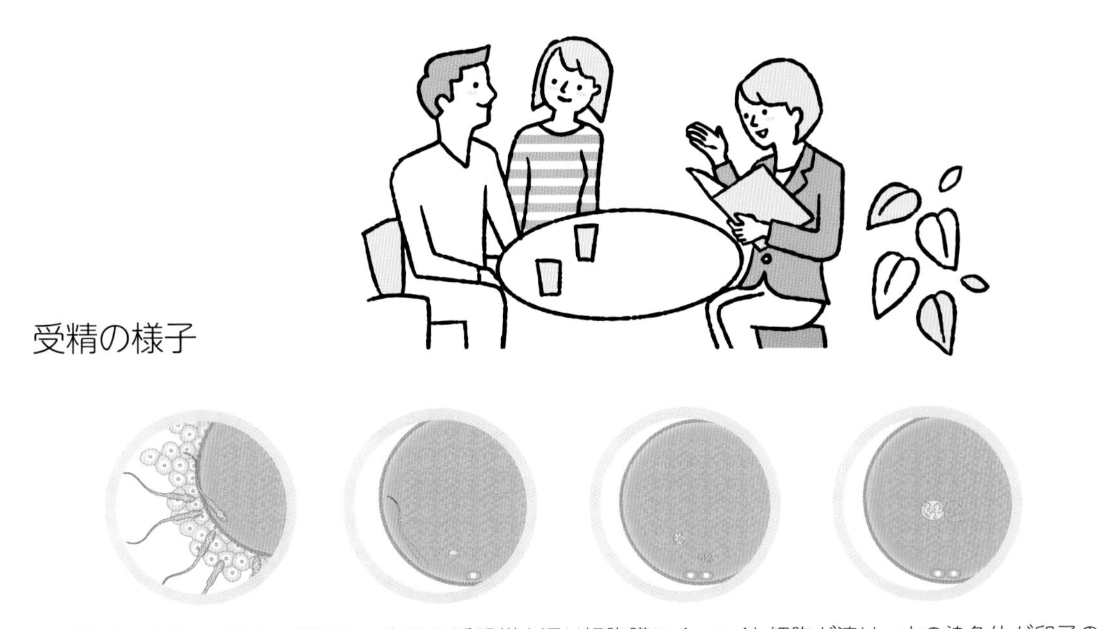

受精時、卵子に到達した精子は、卵子の透明帯を通り細胞膜にくっつくと細胞が溶け、中の染色体が卵子の中に入ります。すると、卵子側は2個あった遺伝情報のうち1つを極体として外に出し、卵子と精子の遺伝子（染色体）がそれぞれ1セットずつとなります。精子の進入後、6時間ほどでそれぞれが丸く囲われた状態（前核）となり、18時間程度で消え、細胞が増えていきます。前核は受精の有無を確認する上で、とても重要な部分です。

Stage 01-8

治療を終えた患者さんの平均移植回数

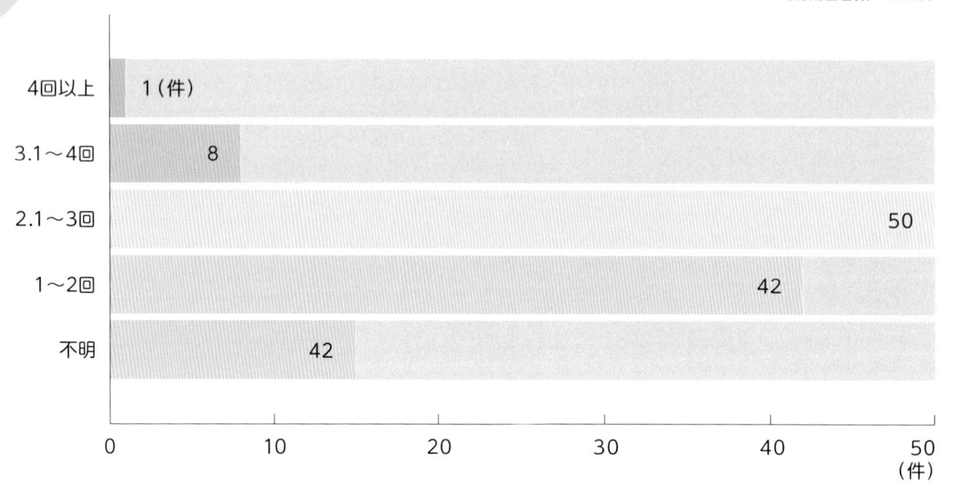

治療を終えた（ご卒業された）患者さんが必ずしも妊娠という結果ではないと思いますが、患者さんあたりの平均移植回数は、2～3回とする回答が最も多く、続いて1～2回、不明、3～4回、4回以上と続きます。

グラフからも分かるように、1～3回の層で大半を占めていますから、移植は3回までと決めて臨む、もしくは3回以内に妊娠している状況がわかります。不明の中には治療をお休みするケースも含まれていると思われます。

保険診療と制限

保険診療での制限

体外受精を保険診療で受けるのに、制限が設けられています。

40歳未満 …………………………… 最大6回まで

40歳以上43歳未満 ………………… 3回まで

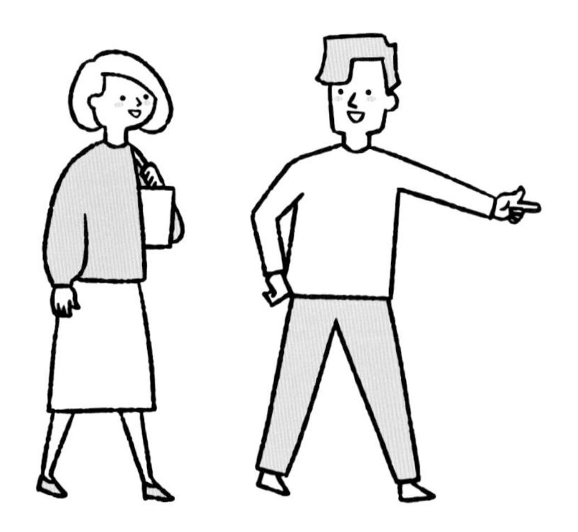

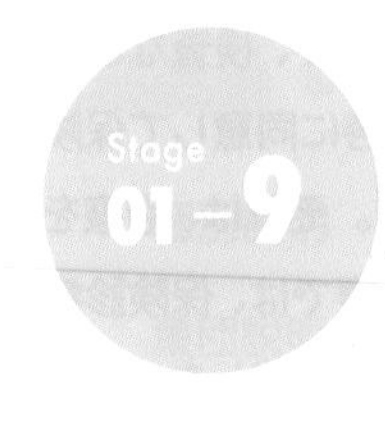

患者さんの通院圏

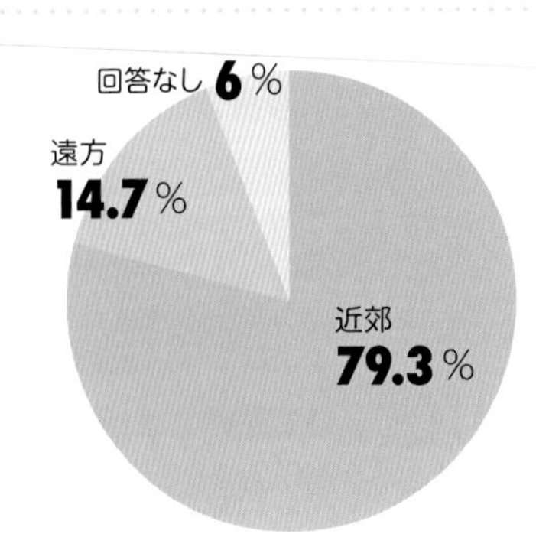

患者さんは、近郊からの通院者が多いのか遠方からが多いのかの質問では、約８割となる79%の治療施設で近郊が多いとし、15%が遠方からが多いとありました。残り６%は回答なしでした。

不妊治療は、地域に根ざした診療であることがうかがえます。当たり前かもしれませんが、大きな意味では、妊娠、出産、育児に関する医療や啓発が、地域においていかに大事かということを物語っているのではないでしょうか。

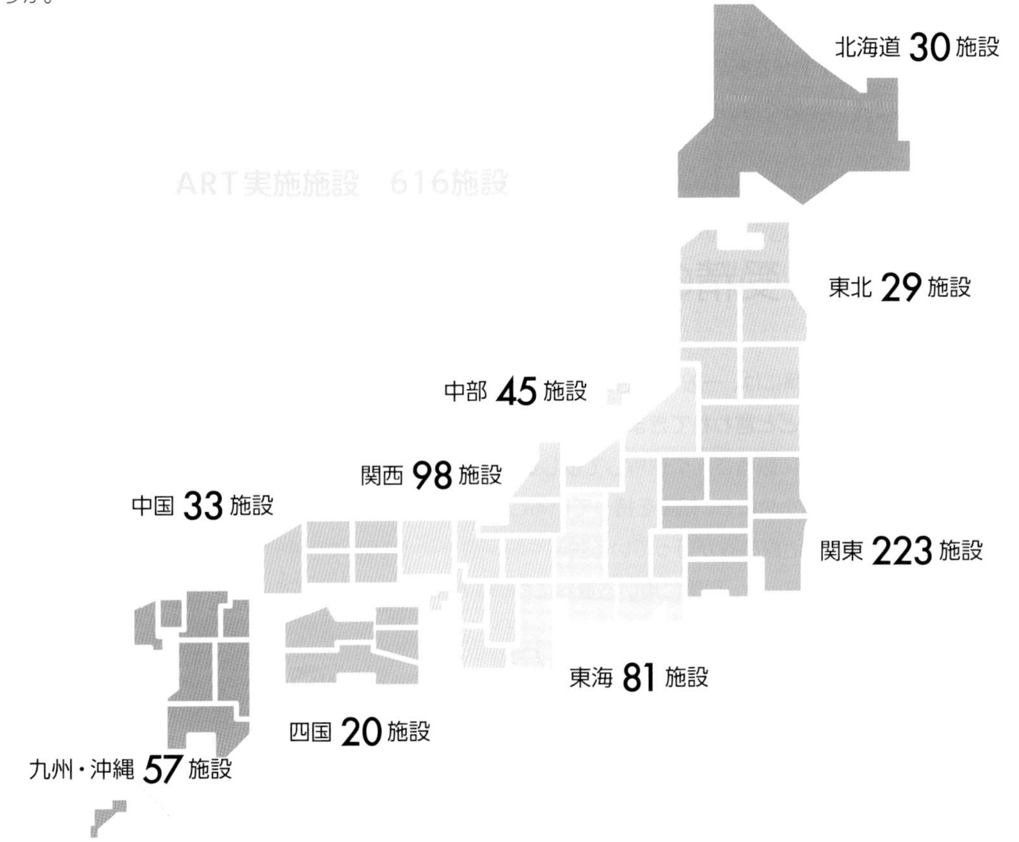

Stage 02-2

相談窓口について

（有効回答数　116件）

治療の説明や知識とは別に、不妊治療に先駆けての具体的な不妊症状や受診方法など、あるいは治療中であれば治療経過や、治療とライフスタイルについての調整やスケジュールなど、病院への相談が生じます。その時の窓口の様子も確認しておきたいところです。結果はほとんどが面談形式としていました。そして胚培養士の比率が少なくなっていることがわかりました。

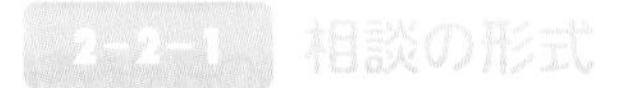

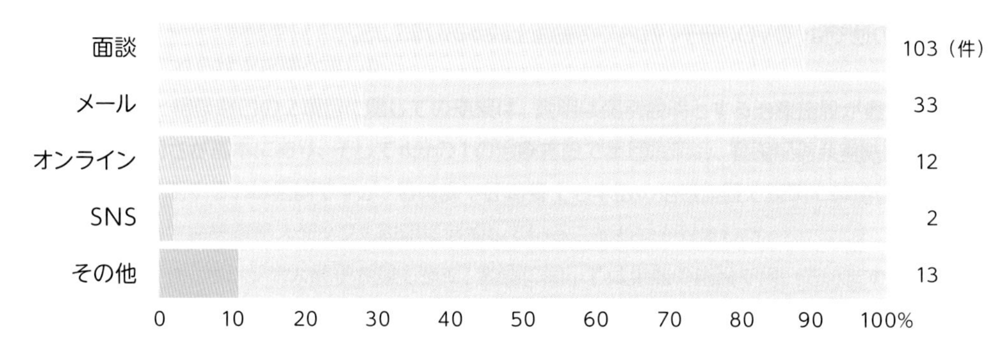

相談形式では、面談、メール、オンライン、SNS、その他での実施項目を答えていただきました。その他では、外来電話（多数）、外来受診、不妊不育相談センターとありました。別途相談センターを合わせ持つ治療施設があることもうかがえました。

2-2-2 対応スタッフ

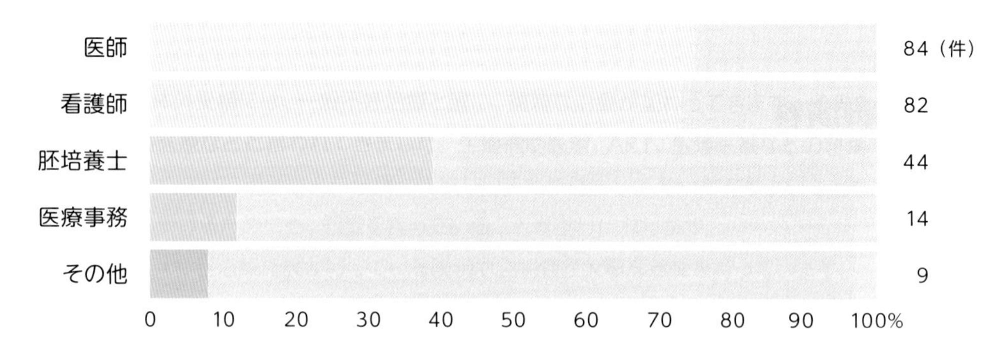

相談スタッフは、医師、看護師、胚培養士、医療事務、その他の項目で答えていただきました。医師と看護師が主に担当していて、次いで胚培養士ということがわかります。順当に医師と看護師が診療内容を把握していて相談に答えることができる、あるいは看護師が担当となって、内容により医師や胚培養士からの情報も得て答えているだろうとの判断がつきます。

何より患者さんと接する医療現場の人といえば看護師の役目ということなのでしょう。不妊治療の現場にいて専門性の高い、生殖医療面までを把握していることが条件ともなるであろう大役です。

Column | ART豆知識

体外受精実施施設、スタッフについて

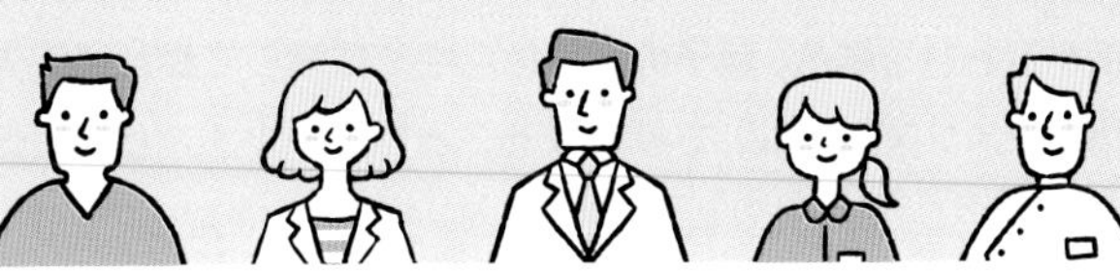
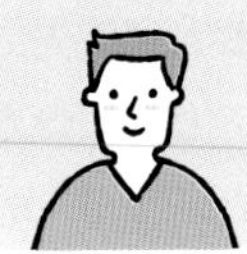
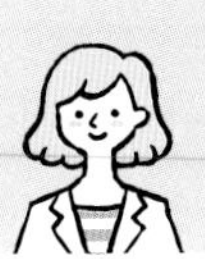
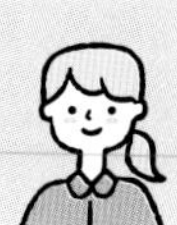
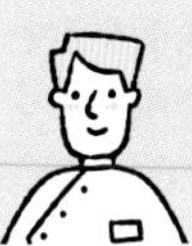

施設基準・医師

保険診療で一般不妊治療や男性不妊の治療を受ける場合、産科、婦人科、産婦人科、あるいは泌尿器科の標榜があることが必要です。

保険診療で一般不妊治療を受ける場合、上記保険医療機関において、次のいずれかの経験がある常勤医師1名以上がいることが必要です。1、産科、婦人科もしくは産婦人科について5年以上の経験がある。2、泌尿器科について5年以上の経験がある。

医師は、患者さん夫婦を診て初診・検査を行い、不妊症の原因を診断して治療計画を立て、患者さんへの説明があり同意を得られたら治療を開始します。そして、妊娠判定までを診ます。

胚培養士

不妊治療施設・生殖医療の現場で、培養室を管理し、ご夫婦の遺伝情報を含む生殖細胞の卵子と精子を扱う作業をするのが培養士です。医師が採卵した卵胞液から卵子を取り出し、受精、培養、受精した胚の凍結保存、移植胚の評価選定などに携わります。

関連の教育機関から入職し、院内で専門の知識や技術を学んだスタッフですが、検査技師や看護師スタッフが培養士になるケースもあるようです。

特に国の定めた資格はありませんが、関連学会として日本卵子学会、日本臨床エンブリオロジスト学会の両者があります。それぞれ、個別の認定制度を設けているため、統一した納得の行く資格制度として国家資格も期待されているようです。

看護師

問診確認や、採血、注射処置、採卵手術や移植手術補助、処方薬剤の手渡しなど診療の通常看護業務に加え、不妊というデリケートな面での対応をするために、専門的な資格を有する看護師、カウンセリング知識や体外受精のコーディネート知識、栄養知識を持つ者もいます。

これら仕事内容は、保険診療下でも医療機関ごとで差があることが考えられます。

日本看護協会が認定している不妊症看護認定看護師もいますが数は少なく、他団体の行う不妊症看護専門の認定もいくつかあるのが現状です。

生殖医療を専門とする医師

日本で体外受精を行う医療機関は、日本産科婦人科学会に体外受精実施施設の登録申請を行い、認定を受けて診療をしています。認定を受けずに独自に実施している施設もありますが、ごく稀です。ですので、登録のある施設の信頼性は非常に高いといえます。

体外受精のことをART（Assisted Reproductive Technology）と、生殖補助医療の大枠に含めていうことがあります。

登録があり、これらの言葉が用いられている産婦人科・不妊治療施設なら、体外受精まで受けることができる医療機関と考えて良いでしょう。

日本には専門医制度がありますので、それについてもみておきましょう。

生殖医療を専門とする医師は、体外受精の現場でトップに立って診療を行い、夫婦・カップルの不妊原因を探り、不妊治療のスケジュールを立て、採卵、胚移植、妊娠判定を行います。

妊娠・出産に関わることですから治療にあたる医師はもちろん産科、婦人科、産婦人科の医師が基本です（施設基準等、前記参照）。

近年、日本生殖医学会が認定する専門医制度が始まり、学会の認定資格を受けた医師が認定生殖医療専門医として名乗ることができ、広く活躍しています。

また、男性不妊を扱う医師には、産婦人科の医師もいれば、泌尿器科の医師もいます。日本生殖医学会に属し、男性不妊を専門に診る泌尿器科の医師が学会認定の専門医を取得することで、認定生殖医療専門医として活躍していますが、泌尿器科全体ではまだまだ少ないため、泌尿器科ならどこでも男性不妊を専門的に診てもらえるわけではないことも知っておくとよいでしょう。

Stage 03

採精について

体外受精には、精子と卵子が必要になります。卵子は治療施設で採卵手術を受けて準備します。採卵に合わせて受精が行われる場合、精子の準備は自宅で採精して妻が通院先に持ち込むか、夫も同行して通院先院内にある採精室（メンズルーム）で採精することになります。どちらの方法が多いのでしょう？ 昨年調査では90%が自宅採精でした。今回は、自宅採精が75%弱まで減っていました。夫婦一緒に通院先に出向き、より確実に院内で採精するスタイルが少し増えたという結果です。かといって、採卵当日の受精であってもとくに院内を推奨することもあまりないようです。それだけ、適切な時間内であれば精子の生存率が安定しているということではないでしょうか。

また、男性不妊症では、精子の回収が難しいケースがあります。その時の回収術として、TESEやMD-TESE、その他の実施状況はどうでしょう？ 結果は昨年調査より若干下がっていました。考えられることとして、体外受精を行う治療施設は精子の検査まで行い、男性が別途に泌尿器科専門医に診てもらう流れが増えているのではないでしょうか。

精子回収術の実施場所比率は、自院が33%、紹介先が63%、両方が4%でしたが、これは昨年とほぼほぼ同じでした。

Stage 03－1 採精場所

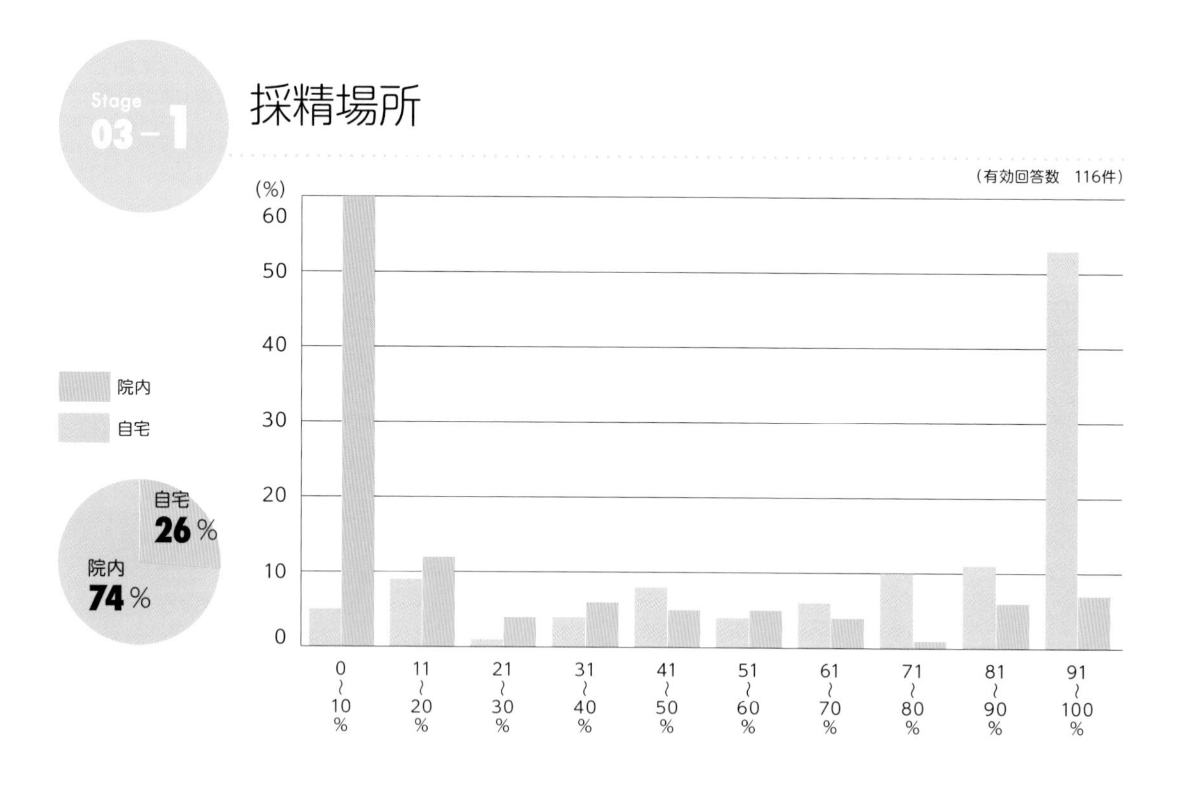

採精場所は、自宅か通院先の採精室か、また、採卵当日の採精は院内を奨励しているのでしょうか？ 7割以上の夫婦が自宅採精をしていることがわかります。これには、精子の生存期間や鮮度劣化の時間などを考慮すれば、夫婦の都合を考えて自宅での採精で大丈夫とする現状がうかがえます。

ただ、通院先までの運搬時の注意は気になります。一般的には通院先で渡される容器に採精してタオルなどの布で患者さん自身が包んで運んでいるようです。

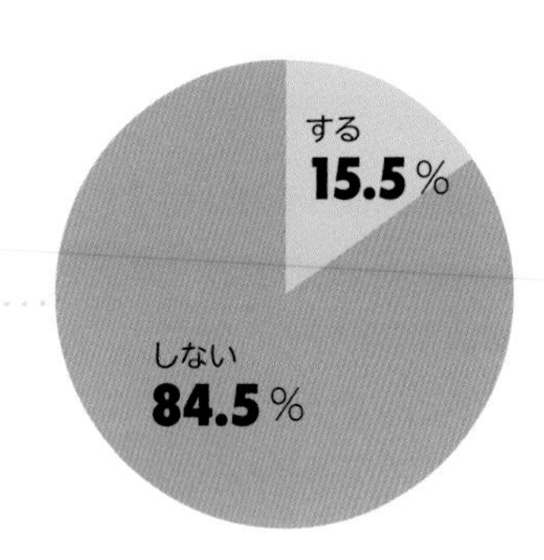

当日の採精は院内を推奨するか

採卵当日の採精は、検査目的ではなく受精するためとなります。そのため、採精もよりフレッシュなものをと考えて院内採精を勧めている治療施設もありますが、温度変化に気をつければ自宅採精でも十分に鮮度を保つことができます。とくにコロナウイルスやインフルエンザなど、感染症にも注意が必要な昨今ですから、できれば自宅でという傾向も続いているのかもしれません。

Stage 03－2

精子回収術として実施しているもの

（有効回答数　116件）

TESE	65件
MD-TESE	57件
実施なし	42件
その他	5件

0　10　20　30　40　50　60　70　80　90　100%

精子回収術として実施しているものとして、TESE、MD-TESE、実施なし、その他で実施状況を調べました。TESEとは、精液検査で精子が見当たらない場合、顕微授精を目的に精巣内から精子を採取する手術のことです。MD-TESEとは、非閉塞性無精子症の患者さんに対し、手術用顕微鏡を用いた精細管組織採取術のことです。その他には、MESA、PESAなどがあります。MESAは、顕微鏡下精巣上体から精子を回収する方法で、PESAは、経皮的精巣上体精子吸引術です。体外受精を行う治療施設では、一般的には産婦人科の医師が治療をしています。男性不妊は、泌尿器科で治療を行うことが一般的ですが、産婦人科の医師が自院内で診るケースや、泌尿器科の生殖医療専門医の外来を設けて、自院内で手術を行っているところがあります。夫婦揃って診ることができるメリットがありますが、回答者の半数以上で精子回収術を行っていることがわかります。

Stage 03－3

精子回収術の実施場所

自院	両方	連携先
33％	4％	63％

実際に手術場所となると、連携先の病・医院が多いようです。自院内とするパーセンテージは、33％へと減っています。連携先の場合、回収精子の運搬やその後の受精までの流れも気になるところです。

Stage 04

採卵について

採卵は体外受精にとって大きな山場です。採卵周期で患者さんごとに卵胞をいかに育て、良い卵子を採卵できるかで、その後の治療が左右される可能性があるからです。複数個の採卵から複数個の胚が確保できれば、複数回の移植も可能です。良質な卵子が得られれば、他にマイナス因子がない限り単数でも妊娠の可能性は期待できるでしょう。

医師は患者さんと治療計画を立てますが、計画は、採卵結果によってもその方向性が変わることもあるでしょう。それくらい採卵は重要なものです。採卵は不妊治療で最も大きな手術です。では、どのように採卵は行われているのでしょう？

手術は、手術室で医師と看護師と培養士らがチームを組んで臨みます。看護師と培養士がそれぞれに必要な機材を準備し、患者さんの卵巣をモニターで映し出し、医師が卵胞液を吸い取るチューブのついた採卵針を経腟から挿入し、腟壁から卵巣内の卵胞へと通し、卵胞液ごと卵子を吸い取ります。吸い取った卵子は、培養室で検卵します。採卵数によってこの回数が増えます。患者さんごとに違いがありますが、術後は、患者さんの経過観察も含め、安静室で休む時間を設けています。麻酔の種類によっても時間が変わります。平均2時間ぐらいが多いようです。

Stage 04－1

採卵時の麻酔

（有効回答数　114件）

麻酔の種類	件数
静脈麻酔	102件
局所麻酔	64件
無麻酔	32件

0　10　20　30　40　50　60　70　80　90　100%

採卵時の痛みについては、採卵針の太さなども影響しています。針の先が細い方が痛みは少ないといわれていることから、無麻酔の場合の採卵針は比較的細いようです。かといって、細すぎると卵子に傷をつけるのではないかとの心配もあり、ほどよい太さで、（無麻酔でも我慢できる痛みとはいえ）痛みが緩和でき安心して採卵に臨めるよう、9割が静脈麻酔を使用している様子がうかがえます。局所麻酔使用という施設は半数強あり、無麻酔とする治療施設は32施設ありました。3割近くで無麻酔での実施があることには少し驚きました。

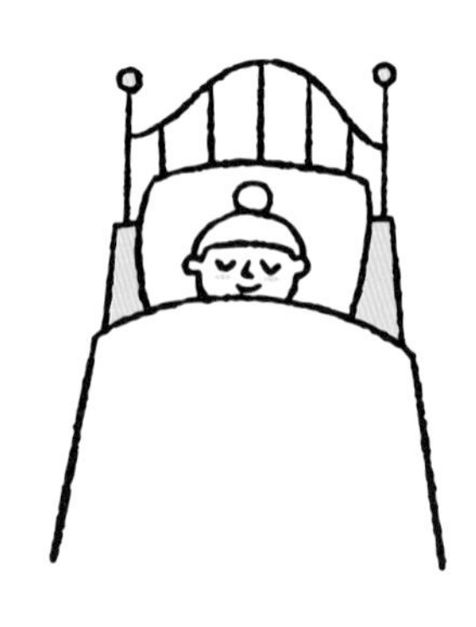

Stage 04－2 採卵時のスタッフ

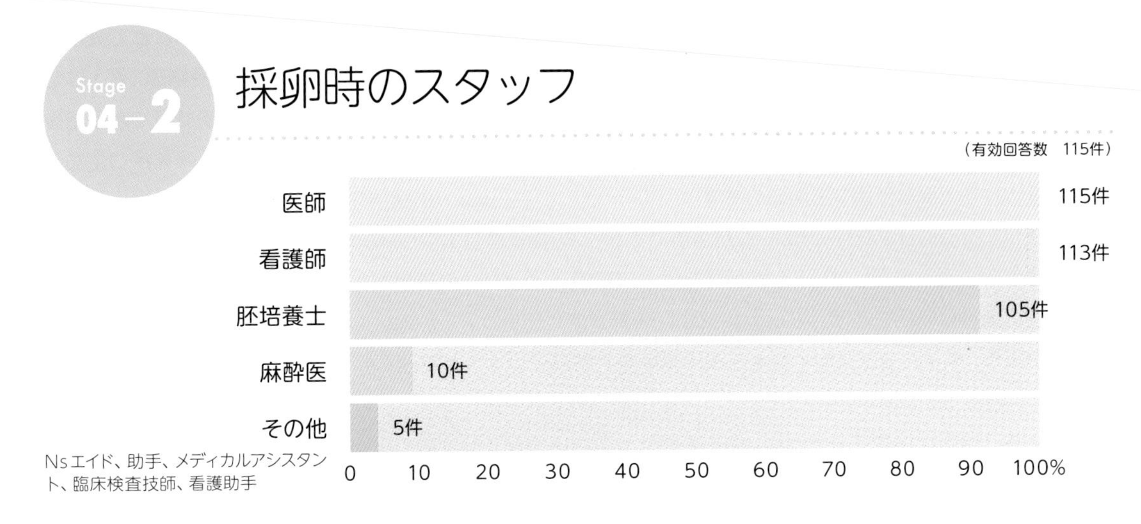

採卵時のスタッフは、医師が100%全施設で担当していて、看護師が113施設、胚培養士が105施設でスタッフ参加しているとの結果でした。麻酔医は10施設。このことから医師と看護師、培養士が基本的に参加して、手術に臨むことがわかります。それに麻酔医が１割弱のケースで参加しています。その他では、助手やメディカルアシスタントがあり、安全への配慮を大事にする様子もうかがえますが、気になる看護師と培養士の参加がない施設からの回答では、おそらく医師と培養士、もしくは医師と看護師の２職でカバーしているものと思われます。

Stage 04－3 採卵後の休憩時間

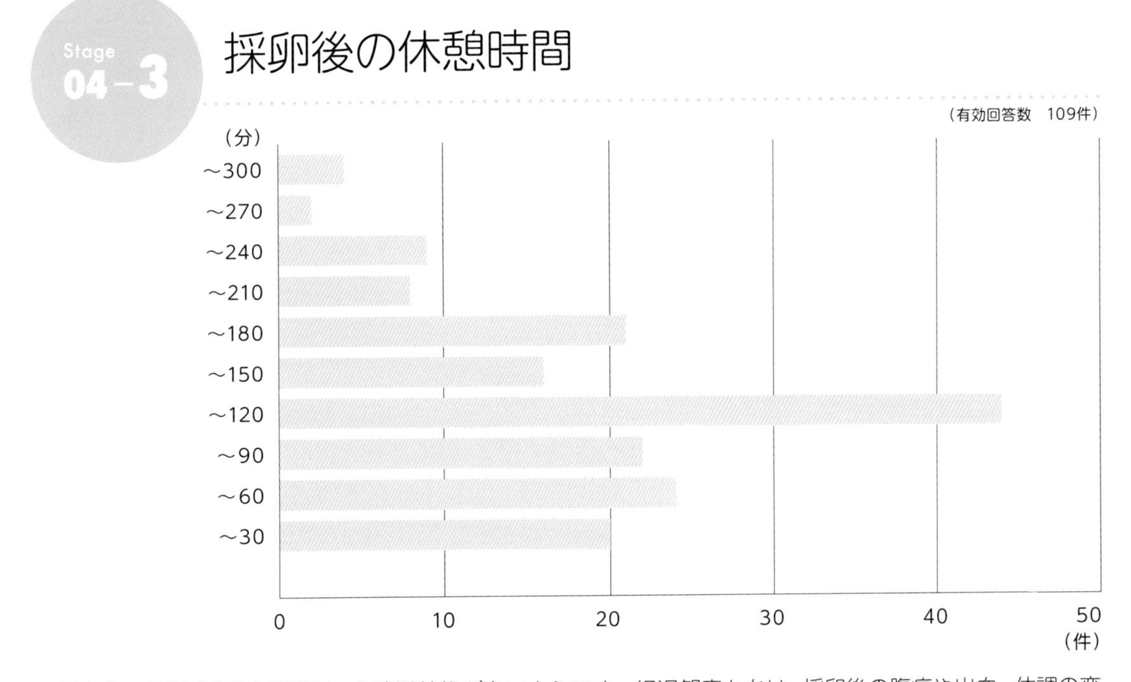

採卵後の休憩（安静）時間は、２時間前後が多いようです。経過観察もあり、採卵後の腹痛や出血、体調の変化などの有無、また患者さんそれぞれの希望によっても違いはあるかと思います。30分以内も多いのですが、全体として３時間を超える場合は、かなり少ない件数となります。

Stage 05

培養室について

培養室は、体外受精の要です。採卵された卵子が検卵され、成熟卵子であれば精子と受精することで受精卵ができます。受精方法には、すでに1-7項で出たようにいろいろな方法があります。受精後、受精卵（胚）は分割して成長します。今の移植法の多くが凍結融解胚盤胞移植ですから、それに向けて胚盤胞まで育つよう培養し、凍結保存します。これら作業が行われるのが培養室です。培養室は同時に、夫婦の遺伝情報を持つ生命の元が管理される大事な部屋でもあるのです。

培養業務を行うには、クリーンルームが必要ですから、培養室は基本クリーンに保たれています。卵子と精子、胚の生命が守られる場としては、女性の卵管や子宮環境のような体内環境がお手本とされます。培養室内にある培養器の環境は特にデリケートになります。酸素濃度や温度などが調整され、出来るだけ胚にストレスがかからないよう、タイムラプス型インキュベーター含め各種インキュベーターも発達してきています。培養液も優れたものとなっています。

このように特別な培養室ですから、働く人のスキルだけでなく倫理観や品格も問われることがあります。最低限、大事な生命の元となる細胞を扱う以上、ミスが起こらないよう注意が必要です。

5の項目では、培養室での取り組み、使用しているインキュベーターの種類、胚の評価方法、培養室スタッフ、また凍結保存について調べました。

Stage 05-1 培養室の取り組みで特に重要視していること

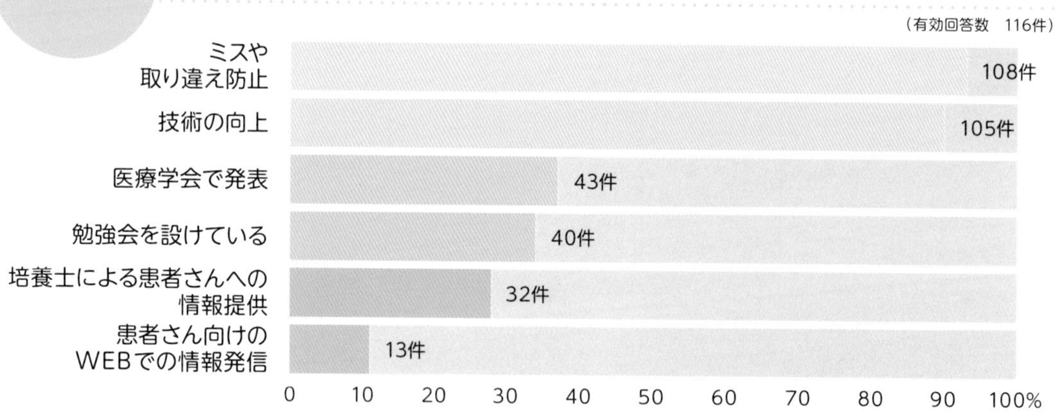

培養室の取り組みで特に重要視していることについて、培養士外来や培養士相談による患者さん向けの情報提供、医療学会での発表、ミスや取り違え防止、技術の向上、勉強会（ケーススタディ）を設けている、患者さん向けのwebでの情報発信の6項目で尋ねました。ミスや取り違え防止と技術の向上がほぼ同数で最も多く、ほぼ全施設。全体の3分の1ほどの治療施設で、学会発表や勉強会を重視しているとの回答でした。

Stage 05-2 A 胚の培養用に使用している培養器

（有効回答数　115件）

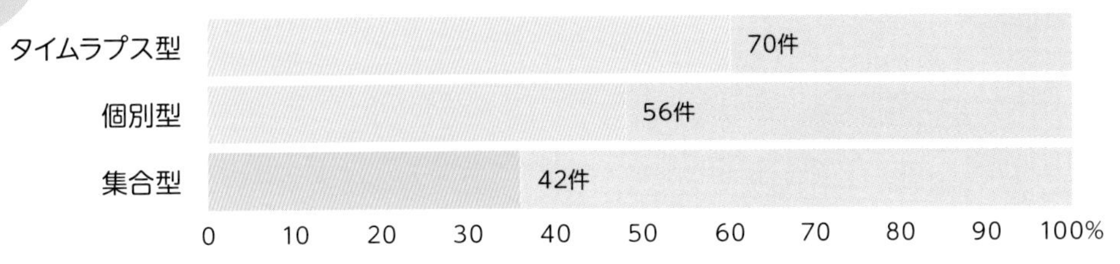

昨年度の保有する培養器の調査では、１番多いのが集合型、２番目が個別型、３番目がタイムラプス型でした。今回は胚の培養用として改めたところ、１番多いのがタイムラプス型、２番目が集合型、３番目が個別型と大きく変わりました。

タイムラプス型が全施設の60％で普及していることがわかります。

タイムラプス型は、受精卵を培養する際に培養器に内蔵されたカメラが一定間隔（例：10分）で受精卵の像を撮影して記録に残すため、その成長過程の多くの情報を得ることができます。胚培養士が顕微鏡を使って受精卵を観察する場合、1日１回の観察であれば受精卵の成長過程で得られる情報量は、24時間分の１観察時間です。10分ごとのタイムラプス撮像記録では、144コマ（観察）です。受精卵は見た目の形態だけでなく、成長スピードなどを含め成長過程の情報が重要です。それが動画のように観察できるというものです。

現状として、タイムラプス型培養器は保険診療では先進医療になるため、診療は患者さんの全額自己負担となりますが、タイムラプス型の普及で、すでに全症例をタイムラプス型とする治療施設もあり、治療施設間での費用に違いもあるようです。また、AI（人工知能）を搭載したタイムラプスインキュベーターの登場により、胚の評価方法にも変化が生じているようです。次の評価方法をご覧ください。

Stage 05-2 B 胚の評価方法

（有効回答数　111件）

胚の評価方法は、患者さんにとっても気になるところでしょう。評価は胚培養士による目視か、AI搭載のタイムラプス型のようにスコアリングシステムによる胚評価が進んでいるのか、それらを併用しているのでしょうか？

回答では、胚培養士による目視が７割（69％）を占め、併用が残り３割（29.2％）で、スコアリングシステムだけというのは、回答全体の1.8％でした。

今後は、おそらくスコアリングシステムが伸びていくのでしょう。

スコアリングシステム 1.8％
併用 29.2％
胚培養士による目視 69％

Stage 05-3

培養室スタッフ

（有効回答数　116件）

培養士さんって不妊治療・生殖医療医院に何人いるの？

平均 3.4人
生殖補助医療胚培養士
最多16人

平均 0.2人
生殖補助医療管理胚培養士
最多4人

平均 1.1人
臨床エンブリオロジスト
最多7人

平均 0.8人
補助スタッフ
最多10人

平均 2.2人
学会資格を持たない胚培養士
最多15人

その他
事務員
情報担当

培養室には、胚培養士だけでなく、アシスタントやチェッカー（胚培養士の業務にミスが生じないように補助確認する要員）、検査技師、研究情報を扱うスタッフもいることが考えられます。また、胚培養士の中にも関連２学会認定の胚培養士もいて、その認定が１年更新であれば、昨年と今年とで同じ胚培養士がスキルアップしていようが認定を受けていなければ、肩書きは特にありません。まして国家資格ではありません（現在国家資格化が検討されている）から、微妙な判断をされることや院内のスタッフ間でもどれだけの肩書きかは知らないこともあるかもしれません。ただし、現場での技術や実力はしっかり評価されているのが胚培養士です。

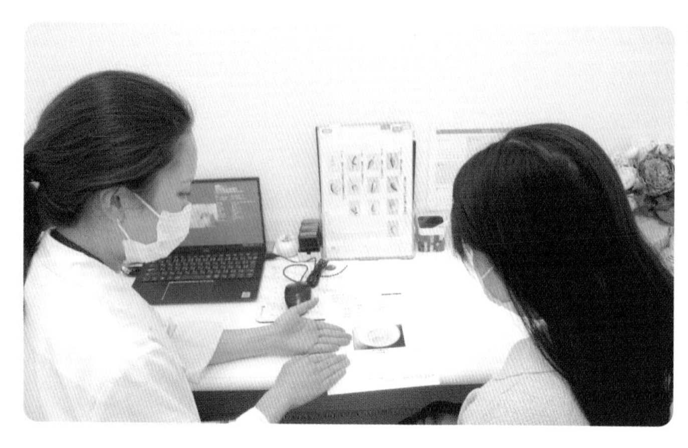

採卵された卵子や受精の状態、移植胚に関する説明を胚培養士が行う治療施設もあります。直接、胚培養をしてきた胚培養士から説明を受けることで、より専門的なことを知ることができるでしょう。

Stage 05-4

凍結保存について

凍結保存は、ガラス化法の技術によって急速に発展してきました。その技術に日本の技術者が大きく関係していることも話題として知っておくとよいでしょう。ここでは、凍結保存の実施項目、延長時の連絡方法について調べました。

5-4-1 凍結保存の実施

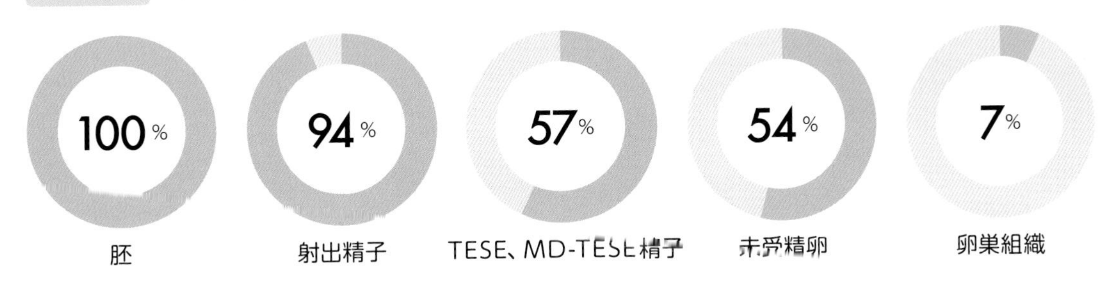

実施項目を、胚、射出精子、TESEもしくはMD-TESE精子、未受精卵、卵巣組織で調べた結果のグラフです。比率としては低く実施施設も限られてしまうことでしょうが、卵巣組織の凍結保存があることは、患者さんの持病や疾患状況などとの関係からも非常に大事なことと思われます。

5-4-2 延長の連絡方法

（有効回答数　116件）

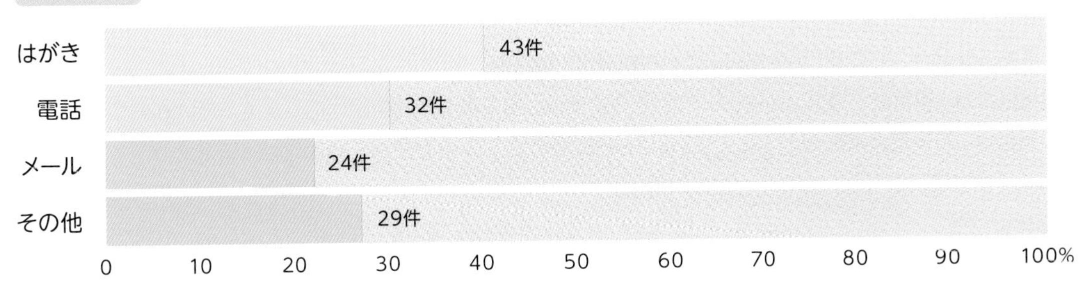

その他 ▶ 外来にて、封書、レターパック、面談、自己申告、凍結時点で期限日と延長方法を案内している、保険が開始したので連絡はしない予定、連絡方法は特になし

連絡方法として、メール、電話、はがき、その他で調べたとおり結果、全体としてはそれぞれが20～40%の比率で分散されている結果がわかりました。その他の内訳にあるとおり、外来にて、封書、面談、自己申告、患者管理、レターパックなど、体外受精実施施設によって違いがあることがわかりました。

Stage
06
胚移植について

胚移植は、夫婦にとっては不妊治療施設に預けていた自分たちの卵が戻り、着床して赤ちゃんになってくれるかどうかの期待や不安でいっぱいになる時です。

移植にあたっては、先行して胚の評価が医師から患者さんに伝えられ、通常であればグレードの高いものから移植されるでしょう。Stage06では、治療施設における移植胚の種類別割合と移植胚の種類、黄体管理の方法、移植胚の選択法とどこまでのグレードの胚を戻すのかを確認しました。

胚移植は、昨今の治療の流れからも胚盤胞の凍結融解胚移植が多いのは前述していますが、昨年と比較して今年の調査では何か変化があったのでしょうか。

Stage 06-1 胚移植の種類別割合

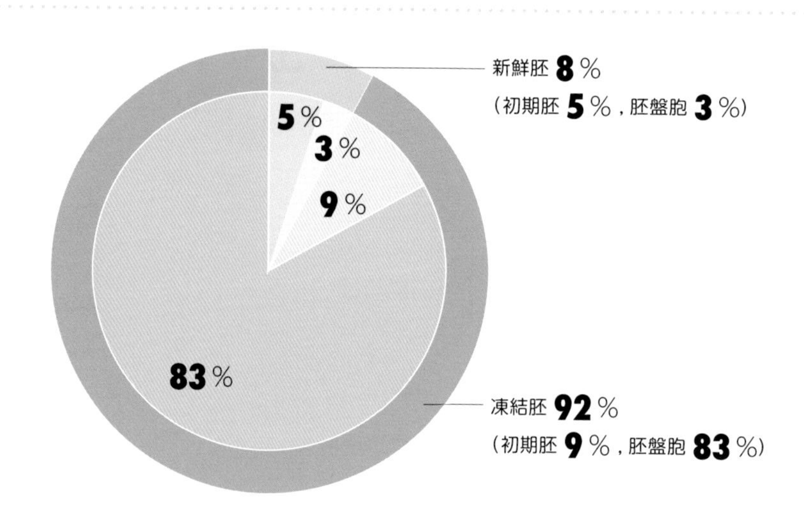

胚移植の件数は、平均で1治療施設あたり690件でした。

移植胚には、新鮮胚と凍結胚があり、それぞれ初期胚（分割胚）と胚盤胞があります。それぞれの件数が占める割合は、新鮮胚と凍結胚が８％と92％で、新鮮胚の８％の中で初期胚と胚盤胞が５％と３％、凍結胚の92％の中で初期胚と胚盤胞が９％と83％でした。

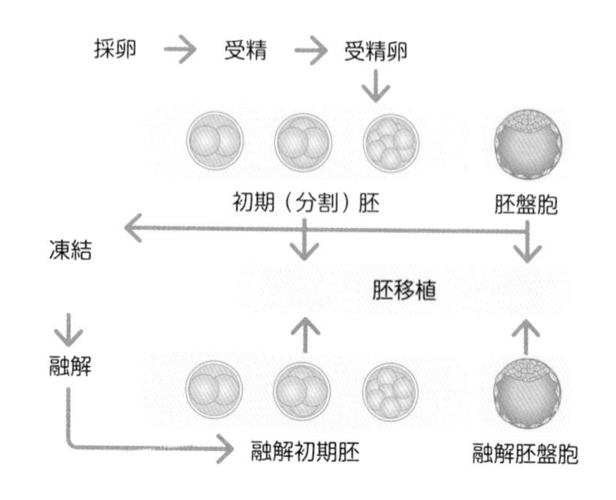

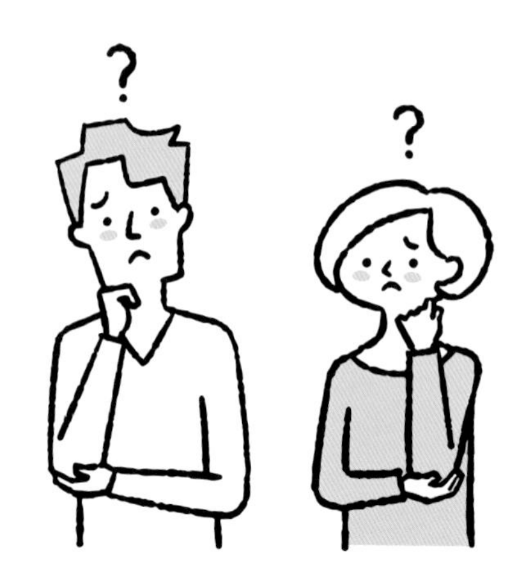

Stage 06-2

黄体管理の方法

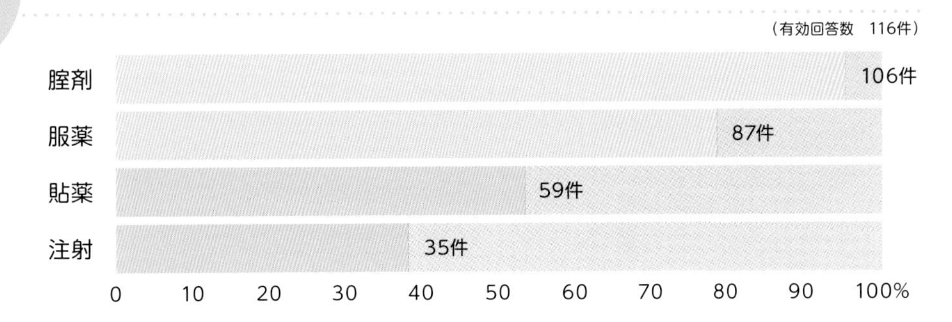

移植後は着床に向け、子宮内膜が妊娠しやすい環境になるよう黄体ホルモンで厚くします。女性の月経周期の中でも準備されますが、治療周期においては黄体管理のためにホルモン補充をします。その場合の薬剤について、腟剤、服薬、貼付薬、注射で実施状況を調べました。

結果は、回答中、腟剤が95%（106 件）、服薬が78%（87 件）、貼付薬が53%（59 件）、注射が32%（35件）でした。

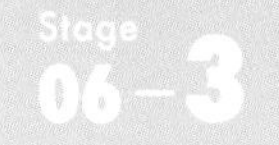

移植胚の選択について

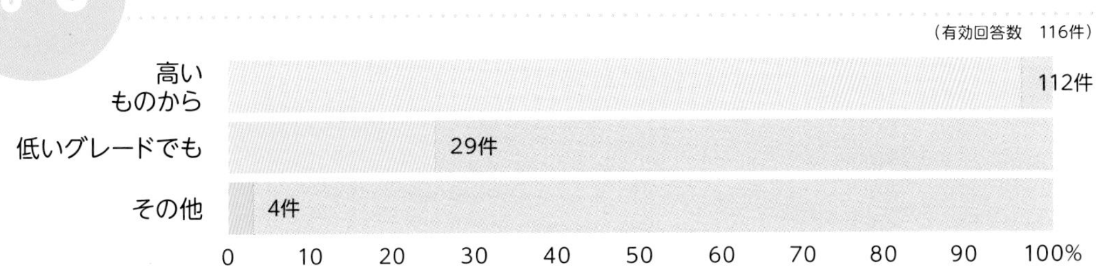

移植胚の選択では、回答中97%（112施設）で、グレードの高いものとしていました。年齢や患者さん個々によって採卵数は異なり、少なければ数個となります。一般的にはグレードの高いものから移植しますが、移植時の胚の数などによっては低いグレードのものでも移植することもあるでしょう。今回の回答では25%にあたる施設で、低いグレードでも移植するとの回答がありました。

低いグレードでも妊娠するケースがあることからの移植ですが、判断によっては妊娠には適していないであろうグレードの胚もあります。どこまでのグレード胚を戻すか、その判断が気になるところです。次で見ていきましょう。

Stage 06-4

保険診療で移植を行う場合、どこまでのグレードの胚を対象としていますか？

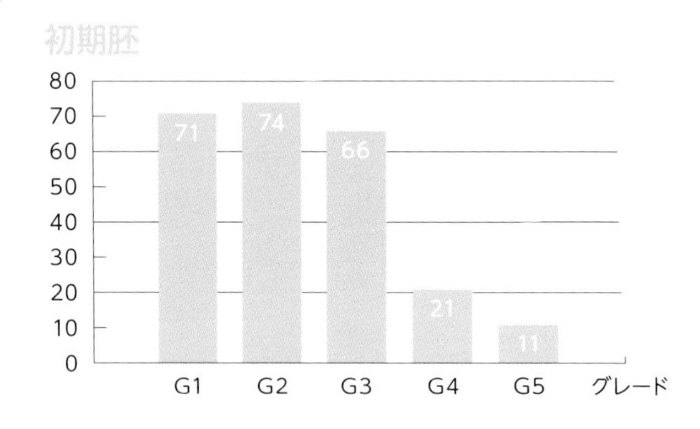

胚盤胞の評価に寄せられたコメントには、CCを対象外とする。ICMとTEのどちらかにCがあっても、もう片方がAであれば対象とする。という回答が多かったです。また、移植対象胚が少なかった場合は、Cを含む胚を凍結する施設もありました。

初期胚とは８細胞期程度までの胚をいいます。正常な成長スピードの胚であれば２日目には４細胞、３日目には８細胞になります。その後16細胞、桑実胚となり胚盤胞に成長します。

初期胚では、G1～G5までの分類をします。G1は形態が均等でフラグメントがないものをいい、G2は形態が均等でフラグメントが僅かにあるもの、G3は形態が不均等で少量のフラグメントのもの、G4は形態が均等または不均等でかなりのフラグメントがあるもの、G5は細胞をほとんど認めずほぼフラグメントのものをいいます。

回答では、G1～G3までとする治療施設が多いものの、G4、G5を戻すケースが確認できました。平均はG３以上でした。

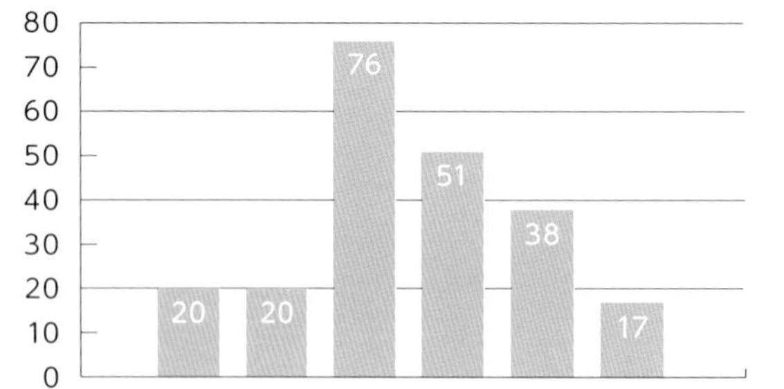

胚盤胞は成長スピードでのクラス分け（数字）と胚盤胞を構成する細胞別ABの分類で評価をします。クラスでは１初期（胞胚腔が胚の半分未満）、２胚盤胞（胞胚腔が胚の半分を超える）、３完全（胞胚腔が胚全体に達する）、４拡張（胞胚腔が広がり、透明帯(胚の外側を包む膜）が薄くなる）、５孵化中（胚盤胞の一部が透明体から出始める）、６孵化後（胚盤胞が透明体から完全に出る）に分類されます。平均がクラス３以上でした。

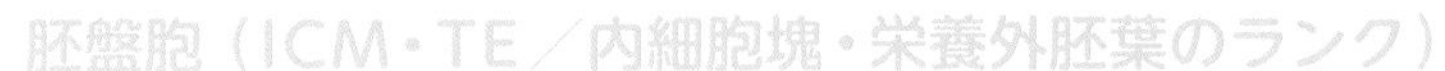

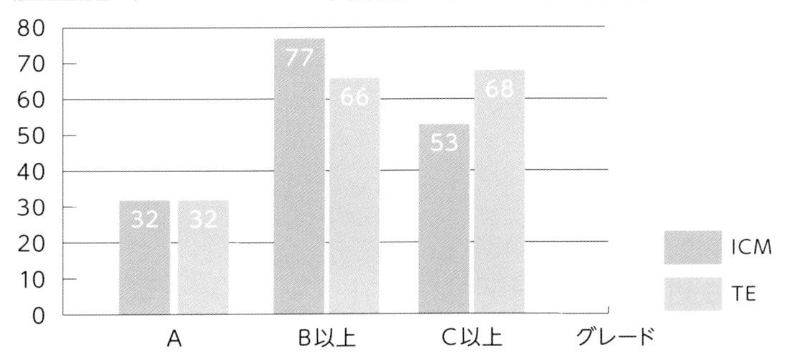

胚盤胞のICM／TEは、胚盤胞にある将来胎児になる内細胞塊・ICMと将来胎盤になる栄養外胚葉・TEで評価がそれぞれABCの3段階で示されます。Aは密で細胞数が多く、Bはまばらで細胞数が少ない、Cは細胞数が非常に少ない状態です。

ICM／TEがA以上ならどちらもAAということです。結果グラフでは、A以上、B以上、C以上、それぞれの評価判断がされていることがわかります。A以上とするよりもB、C以上とする施設が多いことがわかります。

※フラグメントとは、細胞分裂の際に発生する細胞の欠片のようなもので、増えすぎるとその後の細胞分裂の邪魔になり良好な胚発生ができない可能性があると考えられています。

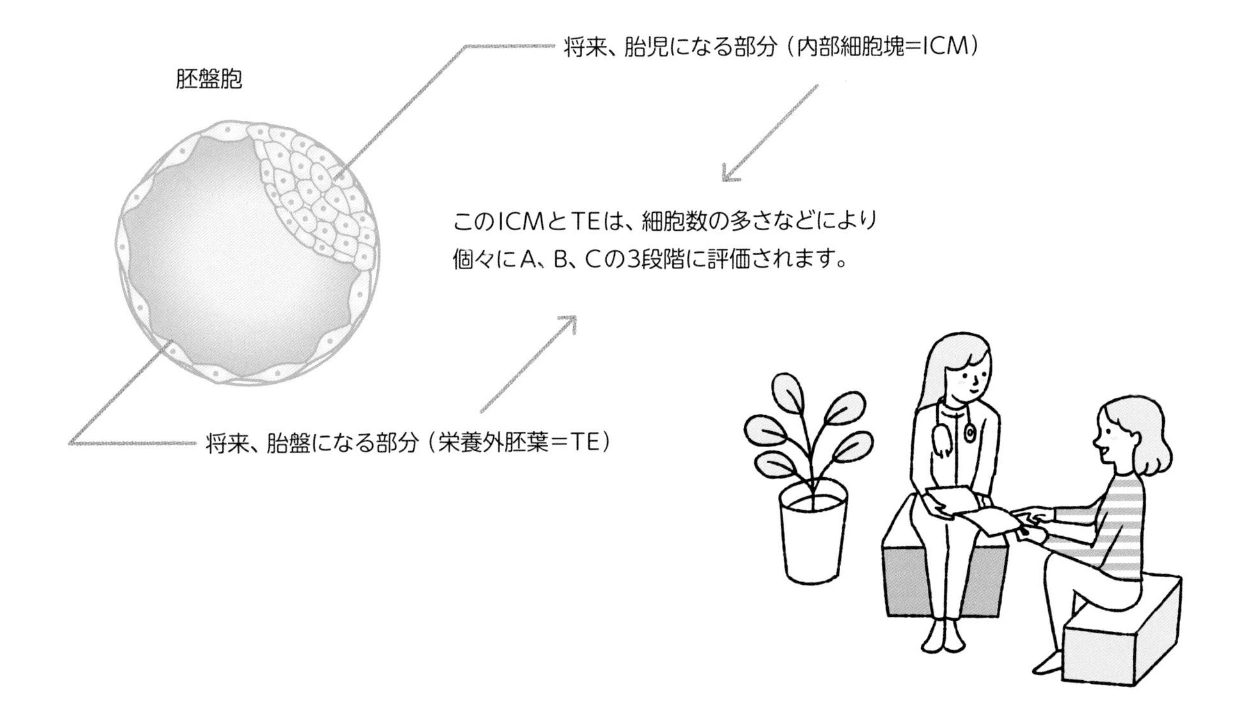

Stage 07

妊娠について

移植後には、妊娠判定が待っています。市販の検査薬で確認する人もいるかと思いますが、医師にしっかり診てもらうようにしましょう。妊娠判定は、それが安心できる妊娠かどうか、生化学的妊娠や異所性妊娠（子宮外妊娠）などもあるためしっかりした診断が必要です。

妊娠すると、4週後半に胎嚢確認ができ、6週ごろに赤ちゃんの心拍が確認できるといわれています。そこでまずは判定ができるでしょう。

では、この妊娠判定の目安は各ART施設ごと、どのようにしているのでしょう？

そして、妊娠が確定した場合、分娩施設への紹介状は書いているのでしょうか？ 患者さん主体で決めているのでしょうか？

Stage 07－1 妊娠判定の目安について

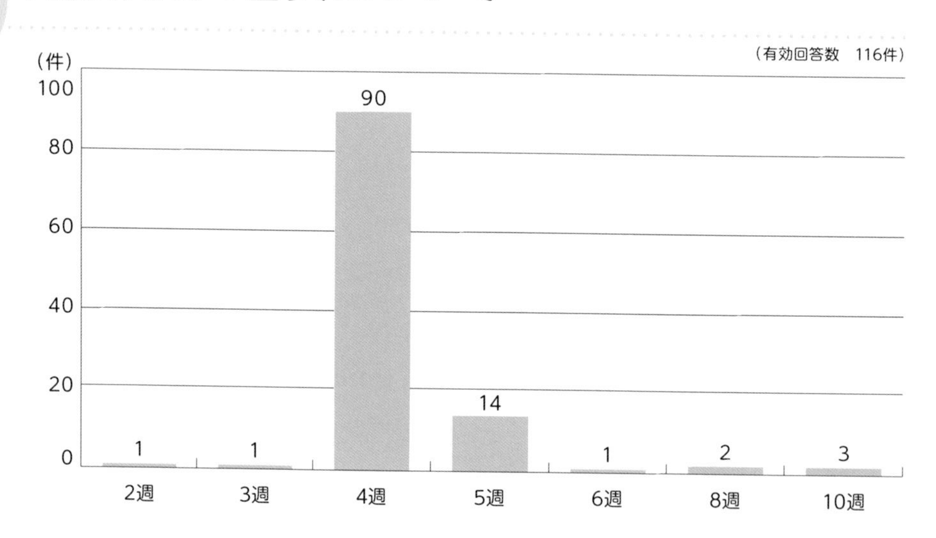

妊娠判定は、4週、5週にかけて多いことがわかります。4週後半に胎嚢確認ができることから、ほぼそこで判定していることがわかります。

最長では、10週としている施設もあります。

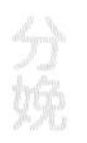

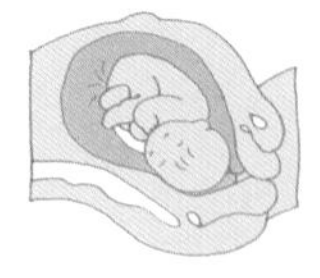
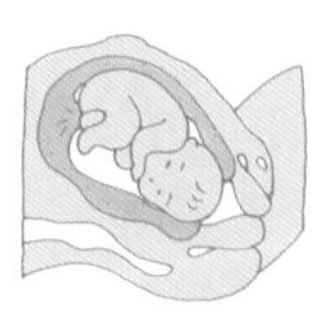
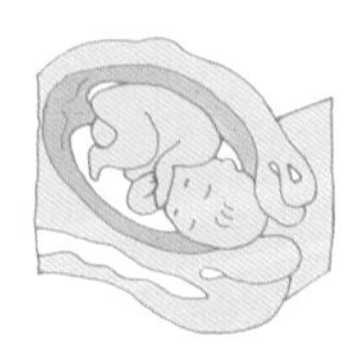
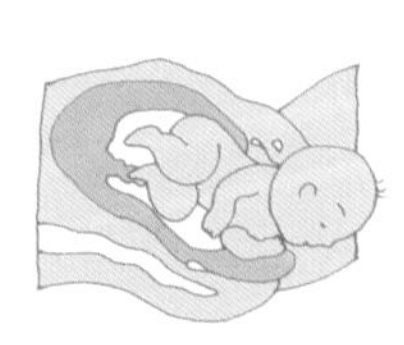
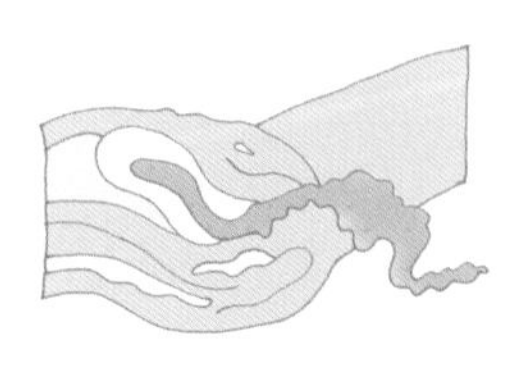

10カ月の間、大事に育った赤ちゃんともうすぐ会えるシグナルが、陣痛です。妊娠後期になると、母体は分娩の準備を始めます。陣痛が等間隔で繰り返すようになり、10分間隔、5分間隔と進んできます。病院への連絡で入院を指示されたら、荷物を用意して病院へ行き、手続きをしましょう。そして、診察を受け、子宮口の開き具合などを確認してもらい、出産のための処置を受けます。個人差がありますが、子宮口が全開大になってから出産に至るまでには10～13時間かかると言われています。子宮の収縮が激しくなり、自然にいきみが出てきます。出産までは一般的に初産で1～3時間かかります。赤ちゃんの頭が完全に出てしまえば、あとは体がスルッと出て新しい命の誕生です。待ちに待った抱っこの瞬間です。でも人それぞれに注意が必要なのがお産です。

Stage 07－2

分娩施設への紹介状について

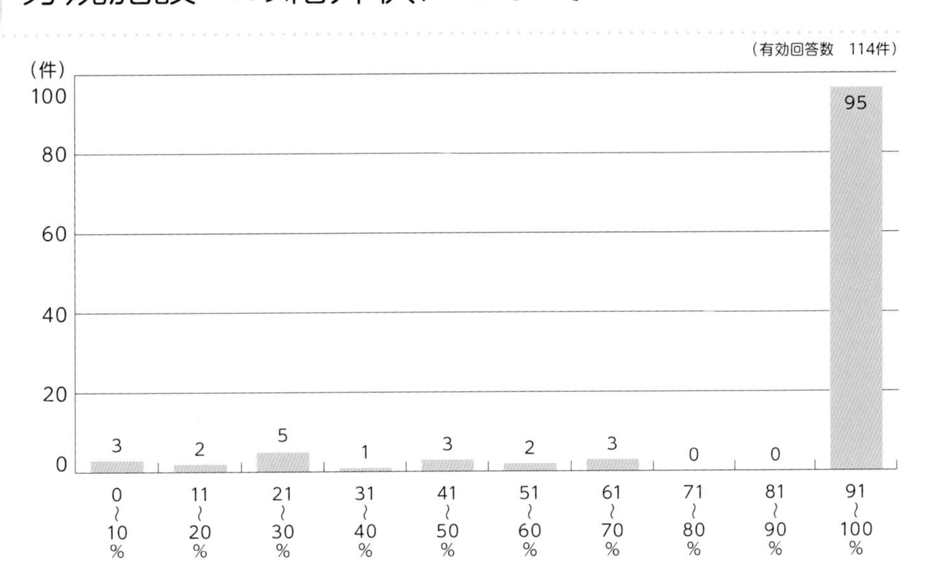

分娩施設への紹介状はほとんどのART施設で書いていることがわかります。どのような不妊治療・体外受精であったかを出産する分娩施設と情報共有できることは、より安全で安心できる出産への準備にもなるでしょう。

無痛分娩

分娩方法の一つを紹介。麻酔によって痛みを軽減させるお産の方法に無痛分娩があります。 痛みが和らげぐことで落ち着いた出産ができ、体力の消耗を軽減する利点があります。妊婦さんの分娩の進行状況に合わせて、担当麻酔科医が麻酔薬の調整を行います。分娩が長期化することへの注意なども必要ですが、安全のもとで安心して出産に臨める方法として選択する人も多いようです。

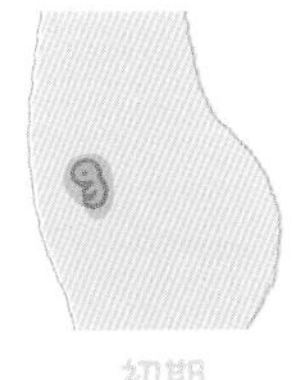

初期

妊娠11週の赤ちゃんは、
身長 約8～9cm
体重 約30g
吐き気や嗜好の変化など、つわり症状が本格化してくる。

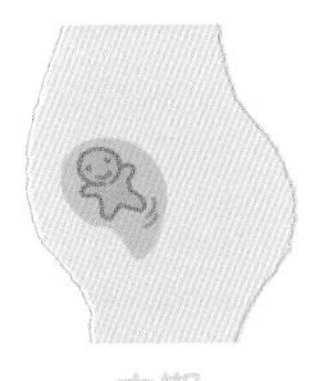

中期

妊娠27週の赤ちゃんは、
身長 約35cm
体重 約1000g
お腹がおへその上まで膨らみ足のむくみや貧血が出やすい。よく動く。

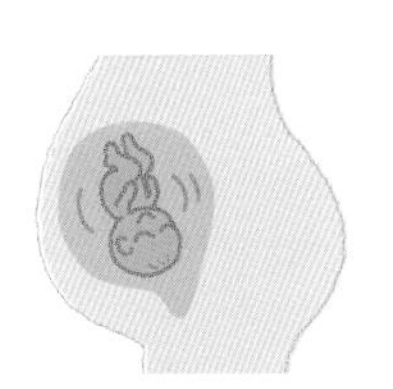

後期

妊娠39週の赤ちゃんは、
身長 約50cm
体重 約3000g
胎児が下降することにより、お腹の膨らみが前下方に下がり気味になる。

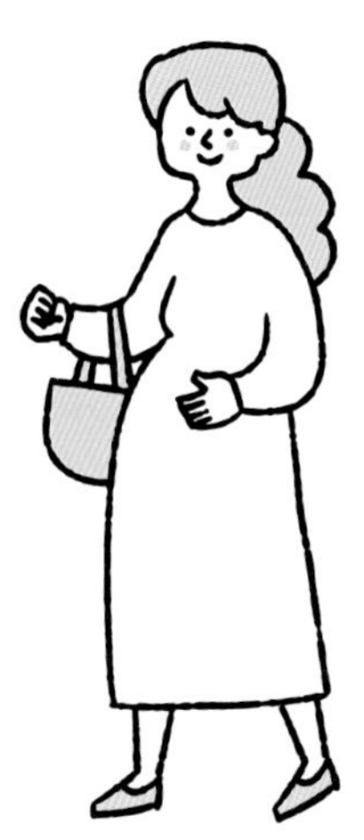

Stage 08

転院時の移送について

今回のアンケートでは、はじめの質問で治療中の転院や治療断念など、治療施設側にとっては結果不明となって表れるであろう患者さんの比率をお聞きしています。結果、数値としてはそれほど多く上がってきませんでした。しかし、引っ越しなど含め、転院は必ず生じています。

では、転院するときに、凍結胚が残る場合、移送はできるのでしょうか？ できる場合、凍結胚、凍結精子、すべて移送できるのでしょうか？ また、移送先で受け入れは大丈夫なのでしょうか。Stage08では、これらのことを調べました。

Stage 08－1 移送ができるもの

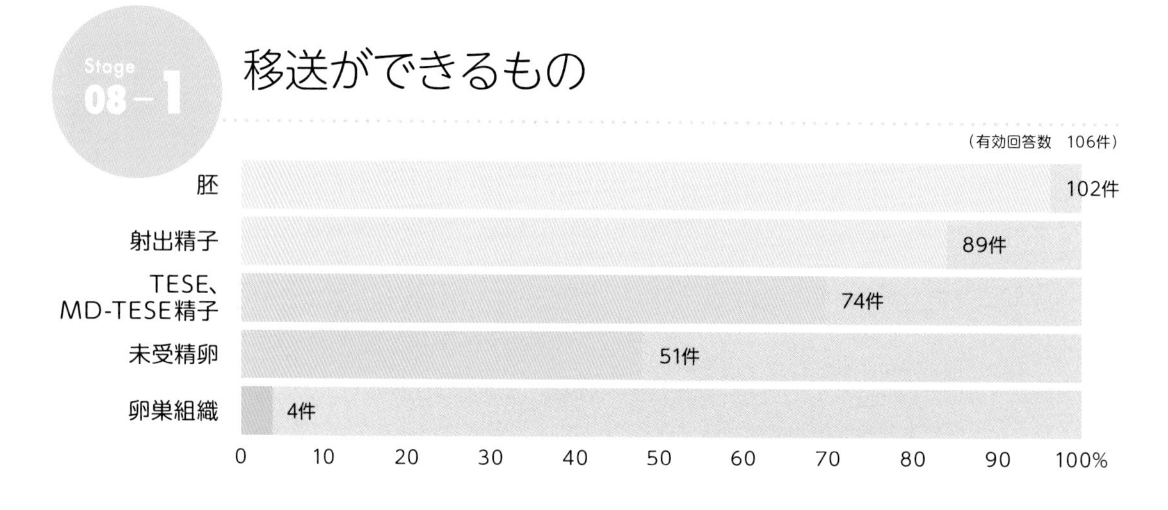

移送できるものを、胚、射出精子、TESE・MD-TESE精子、未受精卵、卵巣組織で確認したところ、有効回答104件に対して、胚が102件、射出精子が89件、TESE・MD-TESE精子が74件、未受精卵が51件、卵巣組織が４件でした。

凍結保存ができるものに関しては、その実施状況から判断するに、ほぼ移送ができるとの回答が得られました。移送技術も進んできたと思われます。ただ、具体的な方法までの調査ではないので、問題の有無に関しては別途調査も考えたいところです。保険診療と転院との関係や移送問題も調べておく必要がありそうです。

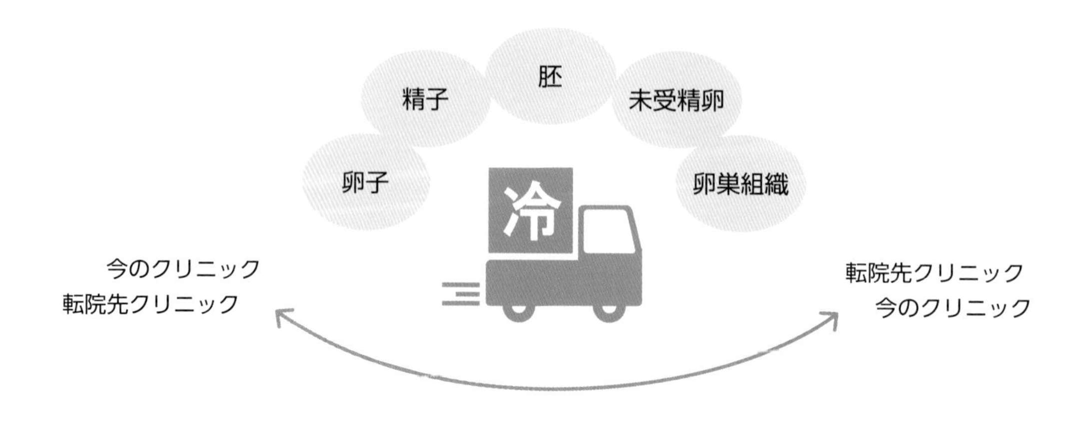

Stage 08-2 受け入れができるもの

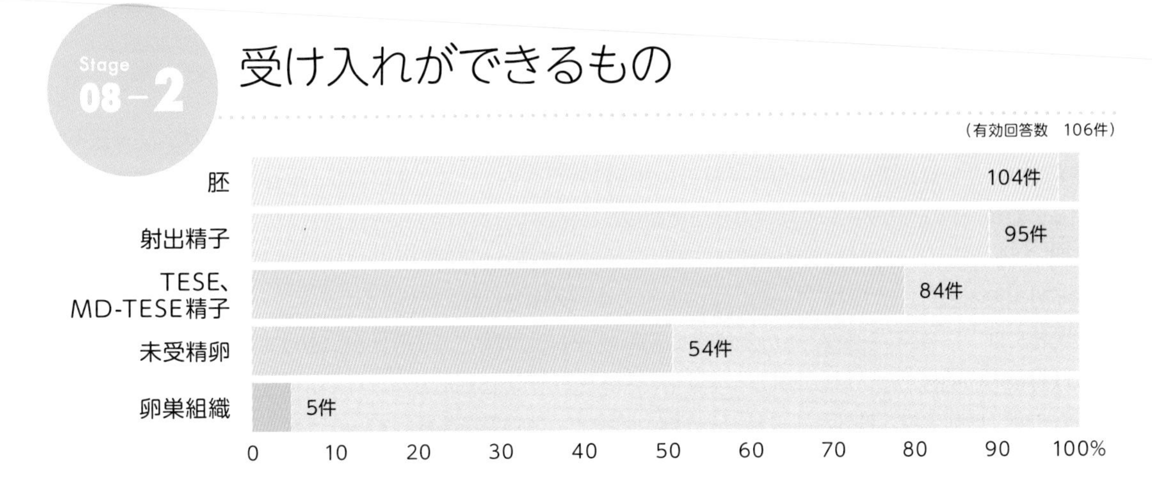

では、受け入れはどうでしょう？ グラフをご覧いただければ、受け入れの方が可能な環境であることが数値から見て取れるようです。それぞれに移送できるよりも若干多くなっていることがわかります。

Stage 08-3 移送する方法

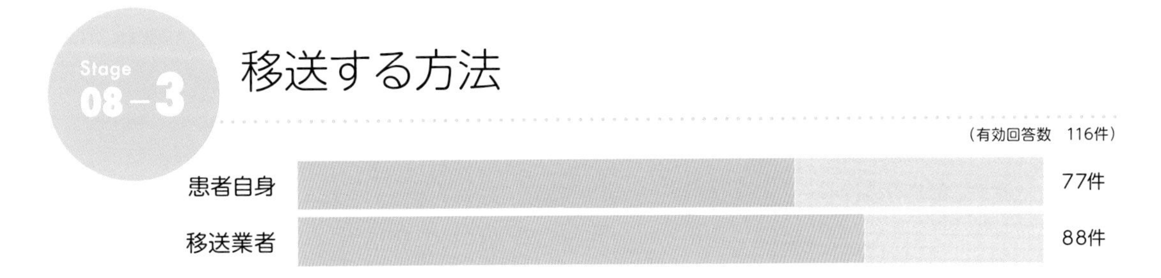

気になる方法について、患者さん自身で行うのか、移送業者が行うのか調べたところ、116回答中、77件で患者自身、88件で移送業者とする回答でした。うち、49件は両方あると答えています。

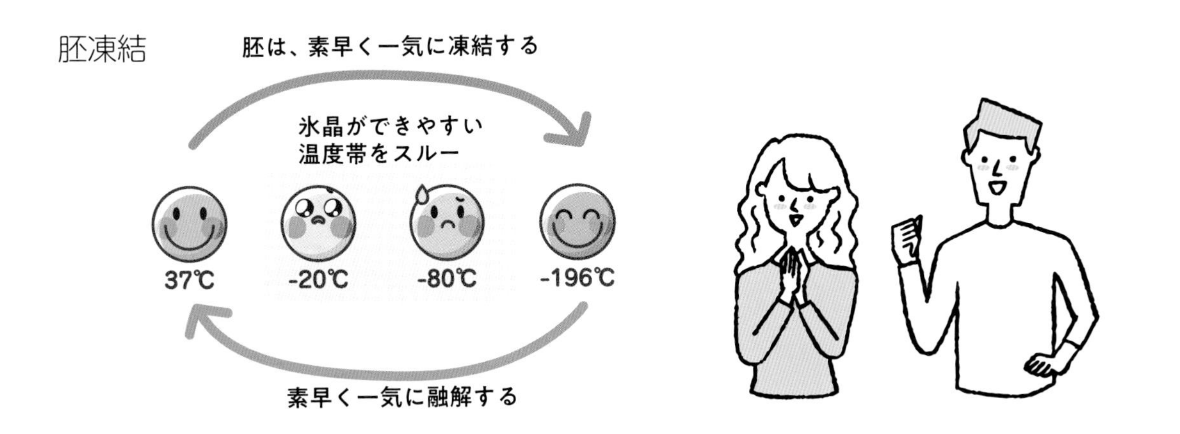

Stage 09

保険診療の対象から外れる患者さんについて

保険診療での不妊治療には、年齢や受療方法による制限があります。

では、保険診療の対象から外れてくる患者さんについて、どう対処されているかの様子を知りたく、一般不妊治療を続けるケースが多いのか、自由診療で体外受精を続けるケースが多いのか、あるいは治療を辞めるケースが多いのか、その他のケースも設けながら確認しました。

結果、116 回答中、自由診療で体外受精を続けるケースが多いが72件(62%)、治療を辞めるが29件(25%)、一般不妊治療を続けるが18件 (16%)、その他が7件 (6%) でした。

その他には、「一般不妊治療と体外受精をする」「1、2、3、同じくらい」「状況に応じて同じくらいの割合」「まだ保険診療での回数上限に達した人が少なくてこれから」「外れる前に妊娠されている」などがありました。

昨年同様、保険診療から外れる患者さんが自由診療での体外受精を続けているケースが多いこともわかりました。今後、民間の保険が充実してくれば、これら環境にも変化が出てくるのかもしれません。また、地方などでは助成金が使える地域があることも、不妊治療を受けることができる理由にあるようです。

Stage 09-1 治療について

(有効回答数　116件)

自由診療で体外受精を続ける	72件
治療を辞める	29件
一般不妊治療を続ける	18件
その他	7件

0　10　20　30　40　50　60　70　80　90　100%

その他▶まだわからない、状況に応じて、まだ治療中に外れたことがない、同じくらいの割合、一般不妊治療と体外受精をする、まだ保険の上限に達した人が少ないためこれからかと思う

自由診療で続ける

治療をやめる

一般不妊治療を続ける

その他

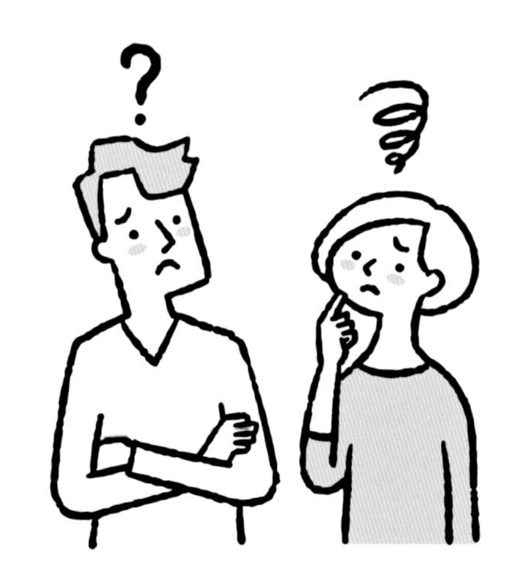

取り扱いのある診療について

先進医療項目を含めた以下の医療技術で診療実施のあるものをART実施施設ごとに聞きました。もともと、先進医療には実施するのに保険適用下での条件もあることや、それぞれの医療技術の導入の是非は治療施設ごとの医師の条件や医師の判断などによるため、全施設が一律に行なっているわけではありません。ここでは、その割合などの参考としての確認になります。そのため、患者さんが受けたいと希望しても実施のないART施設もあります。それぞれの実施状況は、巻末のリストをご覧ください。また、これら医療技術は必ずしも患者さんに必要というわけではなく、ケースバイケースでオプション的に効果が期待できる技術として必要な患者さんが受けるものと理解しておく必要もあるかもしれません。オプションでなく、スタンダードであれば、将来的に保険診療で認められることでしょう。

したがって、保険診療で不妊治療を受けながら併用できるものやできる治療施設、自由診療で受けることができる施設など、違いがあることも知っておきましょう。

また、それぞれの内容を理解して、実施の有無で治療結果に差が出るかもしれないことをふまえておくと良いでしょう。

診療項目は、1. PICSI、2. IMSI、3. タイムラプス、4. ERA、5. ERPeak、6. EMMA／ALICE、7. 子宮内フローラ検査、8. 子宮内膜スクラッチ、9. SEET法、10. 二段階移植法、 11. タクロリムス投与療法、12. PGT、13. PRP（卵巣）、14. PRP（子宮）、15. 不育症検査、16. 不育症治療 、17. マイクロ流体技術を用いた精子選別 、18. その他 の18項目としました。

結果は、回答112件中、多い順に不育症検査が88%、子宮内フローラが70%、ERAが69%、SEET法が68%、EMMA/ALICEが67%、二段階移植法が66%、タイムラプスが64%、不育症治療が63%、PGTが50%、子宮内膜スクラッチが50%、PICSIが45%、タクロリムス投与療法が42%、マイクロ流体技術を用いた精子選別が41%、子宮PRPが31%、ERPeakが28%、卵巣PRPが19%、IMSIが13%、その他が8%でした。

※その他：子宮鏡検査、ポリープ切除、PFC-FD(卵巣・子宮)、透明帯除去培養法、カルシウム投与、CD138 免疫組織染色、ネオセルフ抗体、グロブリン、メディシーク

以下の医療技術で取り扱いのあるものは？

項目	(%)
不育症検査	88
子宮内フローラ検査	70
ERA	69
SEET法	68
EMMA／ALICE	67
二段階胚移植法	66
タイムラプス	64
不育症治療	63
PGT	50
子宮内膜スクラッチ	50
PICSI	45
タクロリムス投与療法	42
マイクロ流体技術	41
子宮PRP	31
ERPeak	28
卵巣PRP	19
IMSI	13
その他	8

その他▶子宮鏡検査及び手術、LLL低周波レーザー、PFC-FD、G-CSF療法、TESE、リンパ球子宮内注入、メトキルシン療法、AGE低下療法、PBMC、SL-ICSI、漢方

最後に

最後に、保険適用後の患者数、保険適用後の診療数、保険適用後の売上げ、複数胚移植の希望などの増減、お支払い方法、患者さんからの質問や声をお聞きしたところ、以下の結果でした。

① 保険適用後の患者増減については、回答110件中、「増えた」が55.5%（61件）、「減った」が13.6%（15件）、「変わらない」が30.9%（34件）でした。

② 保険適用後の診療数については、回答110件中、「増えた」が63.6%（70件）、「減った」が16.4%（18件）、「変わらない」が20%（22件）でした。

③ 保険適用後の売上げについては、回答104件中、「増えた」が33.7%（35件）、「減った」が27.9%（29件）、「変わらない」が38.4%（40件）でした。

④ 保険適用後の複数胚移植の希望については、回答107件中、「増えた」が38.9%（42件）、「減った」が3.7%（4件）、「変わらない」が57.4%（62件）でした。

⑤ お支払い方法については、回答114件中、「現金」が51%（100件）、「クレジット」が45%（88件）、「その他」が4%（8件）でした。

⑥ 患者さんからの質問や声は、右ページにまとめました。

1
保険適用後の患者数

変わらない 30.9%
増えた 55.5%
減った 13.6%

2
保険適用後の治療数

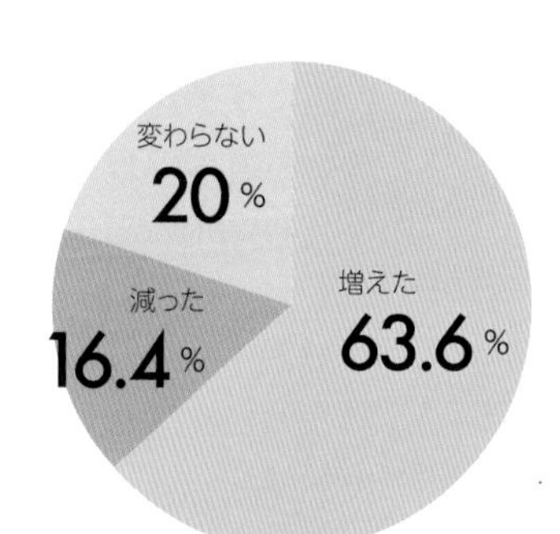

3
保険適用後の売上げ

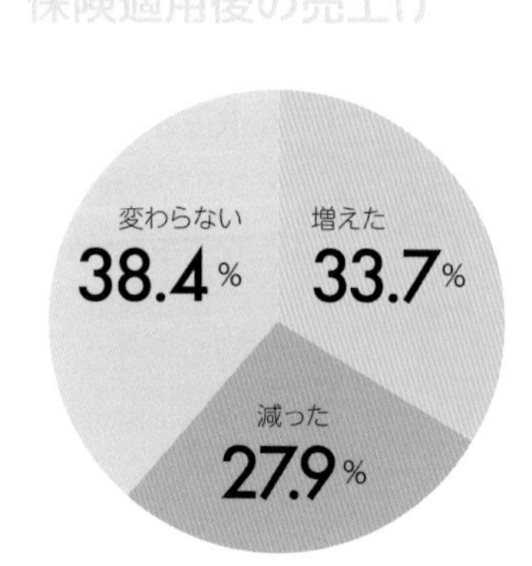

4
複数胚移植の希望は
保険適用後

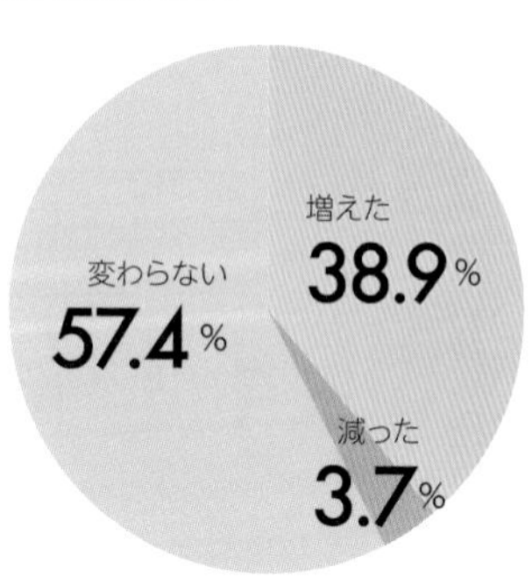

5
お支払い方法

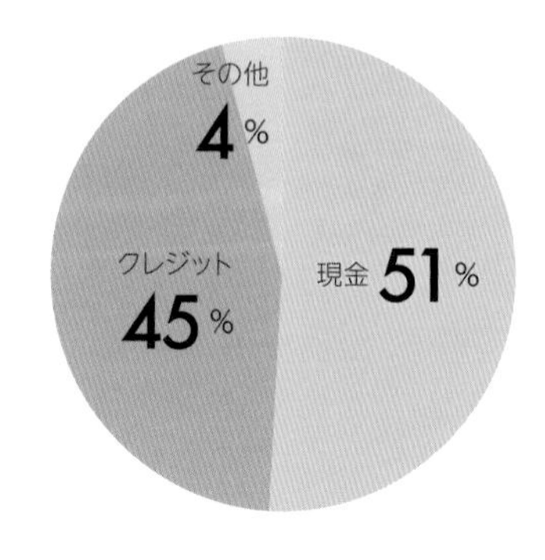

体外受精（不妊治療）の保険診療が始まって２年。色々なことが見えてきたり、まだまだこれから見えてくることもあるでしょう。改善点も出てくるかもしれません。それが患者さんの利益や豊かさ、そして治療を行う医療機関の発展に繋がることを心より願っています。

保険診療についてのご意見

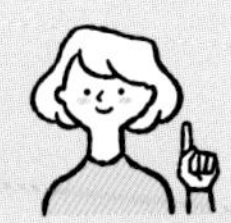

寄せられた意見など

- PGTを先進医療Aにするべき
- 不妊治療においては「混合診療」を認めるべき
- 保険の料金設定が根拠不明
- 精子凍結代がないのは理解に苦しむ
- 凍結精子の扱いについて保険点数に入れて欲しい
- レセプトを提出する上で算定できる･できないを含めて解釈が分からないため、薬の投与量やエコーの回数。採決の回数なども含めて、詳しく記載した説明が欲しい
- 超音波検査の回数制限は混合診療にならない様に注意が必要なので、混合診療を認めて欲しい
- AMHは一般不妊の方でも保険で算定してほしい
- 縛りが多くなり、胚が残っている状態での検査治療が混合診療となるため、すべて自費で治療をせざるを得ない場合があるなど、患者負担が増えるケースがある
- 体外受精に関しては、ある程度混合診療可能にして欲しい
- 柔軟な対応がないと治療を諦めてしまう人が出る
- 薬の制限が多く、また供給不足も多数あり、治療の制限が生じているため、もっと早く制限を解除して欲しい
- 薬剤の使い方に制限があり治療に難渋することがある
- これまで高価であった薬剤を処方しやすくなった
- グレーゾーンが多すぎて分かりにくい
- 他地域で保険が切られていないものが切られていたりする
- 書類が増えすぎて人手が足りない
- 薬の入荷が滞っている
- 保険で先発品が使えて後発品が使えなかったりすることが困る
- 今後の改定に期待
- 不妊治療は夫婦という単位で行うため両方に適切なアプローチが必要だが、それは複雑多岐にわたるため、保険の対応で全て可能なわけではなく、個別に判断に基づいて行わなければならないので、混合診療的に弾力性を持った運用が可能な状況にすべき
- プロゲステロン製剤やHMG製剤の不足が深刻化、反復着床不全患者が保険診療の恩恵を受けられず経済的負担が大きくなっている
- 薬剤の使用方法には改善の余地がある(ジュリナなど)、PGT-Aを希望する患者の減少(早期保険診療化が望ましい)
- 検査薬の適用範囲が限定され、やりにくいことがある
- 保険診療ではないが、自治体により助成のしくみや範囲、金額に違いがあり、不公平感がある
- 患者様の経済的負担は軽減されていることが多いが、クリニックにとっては自由診療の時よりも収入が減少している
- 年齢に応じて移植の保険回数を終了してしまうケースもあり、自費での治療継続は助成金もなく、中止中断を余儀なくされる患者様もおられ、経済的、精神的負担が増悪している印象
- 保険になり、20代30代の患者様のエントリーが増え、クリニックの妊娠率は上昇している
- 年齢制限、回数制限は無くすべき
- 保険になり施設登録関係の書類等、自費でもう少し自由にできていた治療がし辛くなったり、基本的に書類が多くなったり、面倒なことが増えた
- 保険診療の様々なルールが複雑、面倒に感じる部分もある
- データを色々各方面に細かく何度も報告しなければならず、負担がやや大きい
- ホルモン採血の保険回数の上限を増やしてほしい。クロミッドはARTにおいては保険適用の10錠では不十分であることが多い。一般不妊治療でもGnRHアゴニストを保険適用にしてほしい。精子凍結は複数本しても保険適用が好ましい。AMHは治療内容に関わらず保険適用が望ましい。ARTの年齢制限を撤廃すべきである
- 異次元の少子化対策として、不妊治療領域について、混合診療を解禁してほしい
- 胚移植回数が規定されたため、治療を受けている患者さん、そして治療者側にもストレスを与えている印象を持つ。補助金(助成金)の時と同じ回数制限で、「保険診療」と銘を打たれると医療を行いづらく感じることがある
- 男性の感染症検査、卵子凍結、精子凍結の保険適用
- 保険診療になり、人工授精、体外受精に進みやすくなった
- 経済的負担が減り、不妊に悩む方が以前より安心して治療を受けることができているが、回数に制限があり、重い不妊原因の方や高年齢の方は回数内で妊娠できず、自費診療になるため、以前のような助成金制度がないと再び経済的に大変になるケースがでる
- 保険診療の中での検査等に回数制限があり、ルールがしっかり定まっていない中、効率の良い治療をどのように進めていくか医療機関側もまだまだ課題が多い
- 全例静脈麻酔の為、静脈麻酔を希望してくる転院者が多い
- 多くのクリニックが新たにできて競争が激しくなり、保険診療をきちんとやっていない医療機関が多い
- 医療機関の裁量権をしっかりと認めてくれるとよい
- 説明の手続きや書類が多すぎる
- 先進医療は始まったが、患者個人にあった治療に対して制約があるために、患者にとってベストとは言えない治療になっている。先進医療における適応として、反復不成功の条件は、患者の精神的負担を考えると厳しすぎると考える。医療者としては最初からできうる限りの治療で、少ないチャンスを生かして挙児を目標としたい
- これまで治療をためらっていた方々には経済的負担が軽くなり、よかったと思う一方、治療内容に制限がかかり、これまで普通に行えた治療が一部できないなどの不都合には疑問を感じる。不妊期間の短い患者さんが増えた。。高齢で反復する方が減少した。新しい患者さんが増加した。(すぐ卒業できる人が多い)→患者数不変。治療周期不変。自由診療の費用が高額ではなかったため、収入は増加傾向ではあるがあまり変わらない
- 患者様には経済的メリットが多い(保険適用される方にとって)。診療の自由度が大きく制限されている。保険適用外にとっては負担が大きい制度となっている
- 本当に必要な方に必要な治療が提供できないと感じている。体外受精は保険には含まれないと思う
- 体外受精に入るまでのハードルが下がったのに伴い、ステップアップが早まったが、その弊害として不妊治療を受ける心構えが不十分なまま体外受精を受けるカップルが増加した。妊娠できなかった時の対応に時間を要するようになった。あまりにも気軽に体外受精を受けようとすることには違和感を覚える。39歳、42歳の駆け込み受診が増加し、この年齢の方々のワガママぶりに辟易している
- 不妊治療のような不確定要素の高い医療に保険適用することには、これまた違和感を覚えている
- 行える技術や超音波検査回数に制限があるため、ベストと考えられる不妊治療は行えない。そのため38〜42歳の不成功の度に重症化が急速に進む方々にとっては、失敗を重ねてより不利となる人が増える。またHMG製剤など重要な薬が入手困難となっており、問題。国が保険出費を減らすため薬価を下げ過ぎ、製薬会社が薬の原料に出せる価格が下がり、全世界的にはよく高く買う国へ原料が売られ、日本に来なくなってきている。問題が多い

患者さんの意見や質問など

- 待ち時間の短縮希望(多数)
- ARTが保険適用でありがたい(多数)
- 保険の対象について(多数)
- 体外受精(採卵周期、移植周期)のスケジュールについて(受診日、受診回数、採血やエコーの有無など)
- 保険と自費治療の成績の違いについて
- クレジットカードは使用可能か(複数)
- 保険診療になってのトータルコスト
- 凍結胚の複数保管が保険診療上難しい点
- 年齢やAMH値から、若いうちに凍結しておきたい
- 目安料金が気になる(体外受精を始める方から多数)
- 通院回数について(多数)
- 妊娠率(多数)
- 妊娠しない(着床しない)原因について(複数)
- 私は妊娠できるのか(複数)
- 早く妊娠するにはどうしたらよいか(複数)
- 治療の流れ(多数)
- ART全般について(複数)
- 移植胚の選択基準
- 保険診療で対応できる治療方針決定のプロセスが複雑でわかりにくい
- 診察対応時間も長引き、待ち時間が長くなることへの双方のストレス(頻回なる同意書説明、その他医学的に必要と思われない事務手続きがあり、それが煩雑なため)
- 妊娠への不安
- 仕事との両立が大変(複数)
- 一般不妊治療に年齢、回数制限はあるのか
- 自治体の助成金について
- ART貯卵の可否について
- 排卵時の痛みや麻酔に関する質問
- サプリメントの取り扱いについて
- 何歳で治療を中止すべきか
- 夫が協力してくれない
- 精神的にきつい

など

回答施設のみなさま

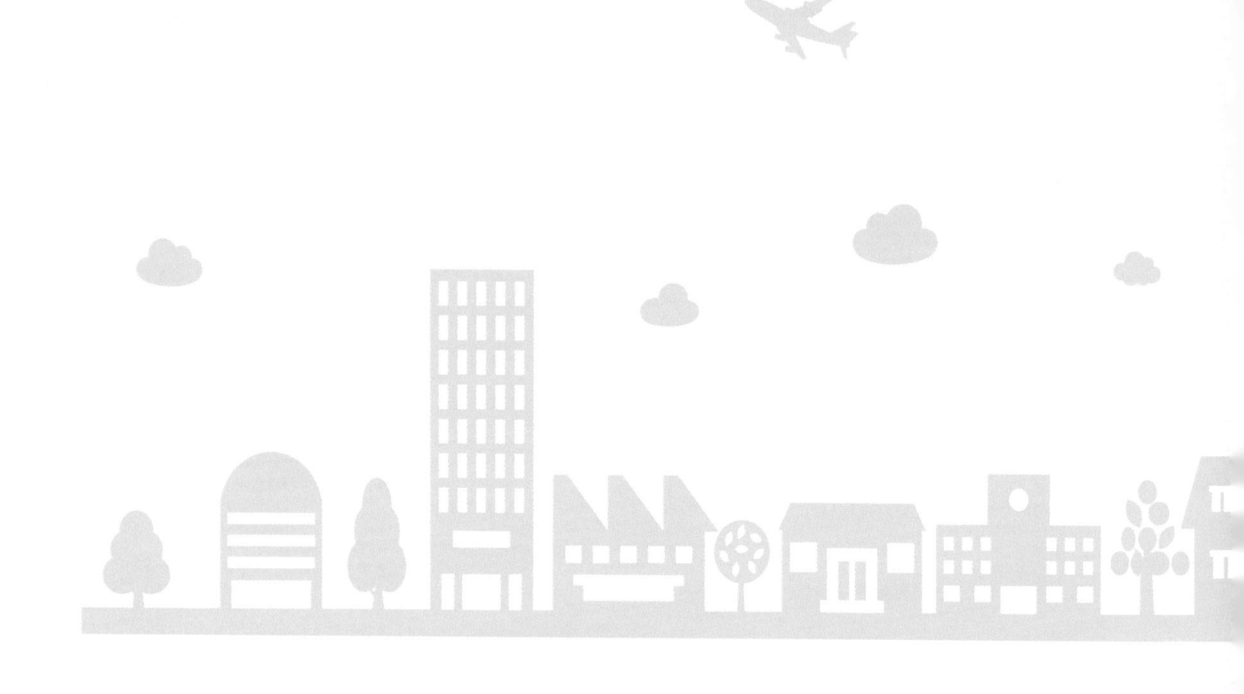

山口レディスクリニック
奥村レディースクリニック
うめだファティリティークリニック
絹谷産婦人科
KAWA レディースクリニック
中野レディースクリニック
渡辺産婦人科
エフ.クリニック
馬車道レディスクリニック
愛育レディーズクリニック
福田ウイメンズクリニック
順天堂大学医学部附属浦安病院
東京女子医科大学病院
ハートレディースクリニック
レディース& ART クリニック サンタクルス ザ ウメダ
佐久平エンゼルクリニック
湘南茅ヶ崎ART レディースクリニック
いながきレディースクリニック
峯レディースクリニック

さくら・はるねクリニック銀座
en 婦人科クリニック
うえむら病院リプロダクティブセンター
富山県立中央病院
ソフィアレディースクリニック水道町
国分寺ウーマンズクリニック
神田ウィメンズクリニック
銀座レディースクリニック
リプロダクションクリニック大阪
うつのみやレディースクリニック
永井マザーズホスピタル
koba レディースクリニック
リプロダクションクリニック東京
高橋ウイメンズクリニック
松田ウイメンズクリニック
山形済生病院
パークシティ吉田レディースクリニック
レディースクリニック北浜
ダイヤビルレディースクリニック
高木病院

横浜市東部病院
レディースクリニックTaya
明大前アートクリニック
丸山記念総合病院
新百合ヶ丘総合病院
森産科婦人科病院
ウィメンズクリニックふじみ野
なごやART クリニック
麻布モンテアールレディースクリニック
高知大学
レディースクリニックあいいく
ちかざわレディースクリニック
ロイヤルベルクリニック
ヒルズレディースクリニック
広島HART クリニック
杏林大学医学部付属病院
ASKA レディースクリニック
千葉メディカルセンター
海老名レディースクリニック
仙台ART クリニック

アンケートにご協力いただいた体外受精実施施設各位に心から御礼申し上げます。

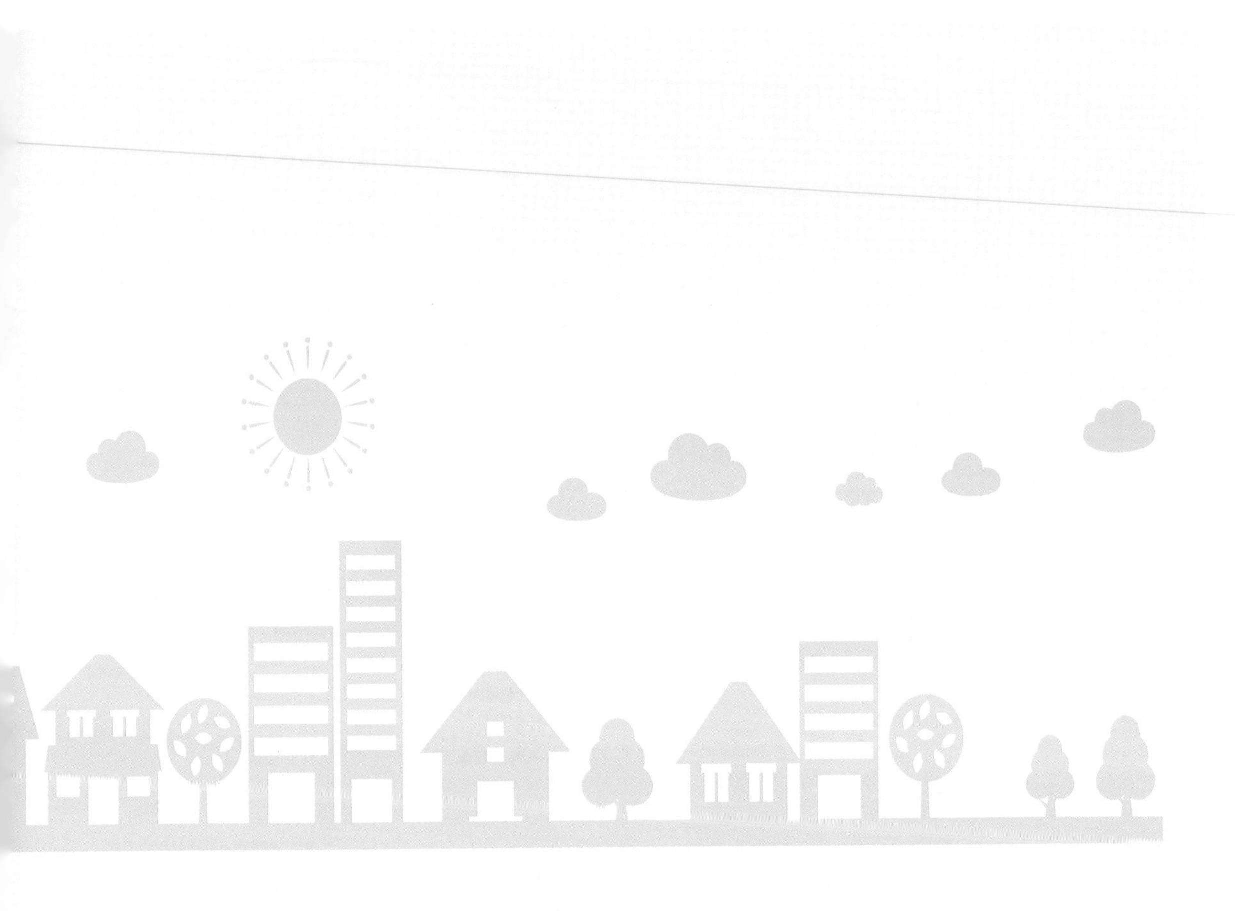

みのうらレディースクリニック
清水産婦人科クリニック
ふたばクリニック
つくばART クリニック
まるたART クリニック
セントルカ産婦人科
可世木レディスクリニック
東京大学医学部附属病院
兵庫医科大学病院
時計台記念病院
よつばウィメンズクリニック
横田マタニティホスピタル
足立産婦人科クリニック
神谷レディースクリニック
杉山産婦人科　新宿
三軒茶屋ウィメンズクリニック
醍醐渡辺クリニック
陣内ウィメンズクリニック
Natural ART Clinic 日本橋
山王病院

空の森KYUSHU
新橋夢クリニック
谷口病院
福島県立医科大学附属病院　生殖医療センター
西川婦人科クリニック
京野アートクリニック仙台
IVF 白子クリニック
花みずきウィメンズクリニック吉祥寺
とよた星の夢ARTクリニック
育良クリニック
成田産婦人科
おおのたウィメンズクリニック埼玉大宮
内田クリニック
中原クリニック
北原レディースクリニック
岡山大学病院
ぎなんレディースクリニック
厚仁病院
真島クリニック

津田沼IVF クリニック
鈴木レディスホスピタル
東邦大学医療センター大森病院
トヨタ記念病院ジョイファミリー 不妊センター
クリニックママ
山下レディースクリニック
アイブイエフ詠田クリニック
にしたんART クリニック神戸三宮院
六本木レディースクリニック
国際医療福祉大学病院
菅谷ウイメンズクリニック
みむろウィメンズクリニック
日吉台レディースクリニック
ふくい輝クリニック
西村ウィメンズクリニック
琉球大学病院
ウィメンズクリニック神野
ミアグレースクリニック新潟

ART Clinic

ART施設 紹介

治療に臨んでいくための
参考として
ぜひご覧ください

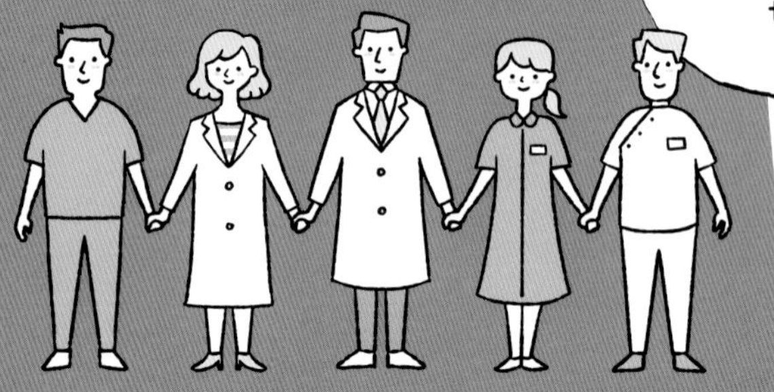

P.49下段 Stage10の「取り扱いのある診療について」の診療項目説明

● **PICSI**（ヒアルロン酸を用いた生理学的精子選択術）
胚移植後に反復して流産を認めたもの、あるいは奇形精子を伴うものに対し、ヒアルロン酸と結合している精子を選別してICSIに用いる

● **IMSI**（強拡大額微鏡を用いた形学的精子選択術）
1回以上の体外授精を実施しても受精卵や移植可能胚を得られず、性状不良精液（精子）所見A）精子濃度：1mlあたりの精子数 3000万未満、B）運動率：40％未満、©クルーガーテスト：正常形態精子率3％未満、D）精子DNA 断片化：30％以上のうち、2つ以上を満たしており、顕微授精の実施が必要と判断されたものに対し、強拡大顕微鏡を用いて精子を選択する

● **タイムラプス**（タイムラプス撮像法による受精卵・胚培養）
胚移植を必要とし、胚培養を行うときに、培養器に内蔵されたカメラで培養中の胚を一定間隔で撮影し、培養器から取り出すことなく培養し、評価できる

● **ERA**（子宮内膜受容能検査1）
これまで反復して着床・妊娠に至らないものに対し、子宮内膜が胚の着床に適した時期を調べる検査

● **ERPeak**（子宮内膜受容期検査2）
これまで反復して着床・妊娠に至らないものに対し、子宮内膜が胚の着床に適した時期をべる検査

● **EMMA／ALICE**（子宮内細菌検査1）
これまで反復して着床・妊娠に至らない慢性子宮内膜炎の疑いのあるものに対し、その菌の特定と子宮内の細菌の状態を調べる検査

● **子宮内フローラ検査**（子宮内細菌検査2）
これまで反復して着床・妊娠に至らない患者のうち、慢性子宮内膜炎が疑われるもの、または難治性細菌性腟症を調べる検査

● **子宮内膜スクラッチ**（子宮内擦過術）
これまで反復して着床・妊娠に至らないものに対し、子宮内膜にわずかな傷をつけ、内膜の修復を促し、着床に適した環境に整える

● **SEET法**（子宮内膜刺激術）
過去の体外受精治療において、何度か移植したものの着床または妊娠に至っていない場合などで、移植予定の2日前に胚培養中の培養液を子宮内に注入し、着床環境を整える効果を期待し、胚盤胞まで育った胚を移植する方法

● **二段階胚移植法**（二段階胚移植術）
受精後2～3日目の胚（初期）と5～6日目の胚（胚盤胞）を、１回の移植周期に移植日をずらして移植する方法。SEET 法と同様に、胚の代替産物が子宮内膜を整えて着床率を上げることを期待した移植方法

● **タクロリムス投与療法**（反復着床不全に対する投薬）
着床不全に対する免疫抑制薬を用いた治療。胚は精子と卵子から成る細胞で、母体側からすると半分は非自己となり、異物と捉えられ攻撃されてしまうことがあるため、攻撃する細胞が多い場合はタクロリムスという薬剤を利用し、免疫のバランスを整えた上で移植を行う

● **PGT**（着床前遺伝学的検査）
体外受精で得られた胚盤胞の染色体を網羅的に調べる検査。体外受精胚移植の不成功の経験がある、流産を繰り返すなどのカップルを対象に、日本産科婦人科学会による認定を受けた病院、クリニックで受けることができる。検査で問題のない胚を移植することで、流産を減らし、移植あたりの妊娠の可能性を高めることが期待される

● **PRP**（多血小板血漿）
再生医療のひとつで、患者本人の血液から抽出した高濃度の血小板を子宮内や卵巣に注入する方法。体外受精において、何度も良好な胚を移植しているにも関わらず、なかなか妊娠しないものなどを対象に、子宮を着床しやすい環境に整える効果がある子宮内注入法と、卵巣機能の低下からなかなか卵胞が発育しないものなどを対象にした卵巣注入法がある

● **不育症検査**
妊娠はするけれども、流産、死産などを2回以上経験する場合を不育症といい、妊娠が継続できないリスク因子の有無を調べ、次回の妊娠に備える。リスク因子には、血液凝固異常や免疫異常などがある

● **不育症治療**
不育症検査でリスク因子が見つかった場合、それに応じた治療を多くの場合は妊娠してから、または妊娠の可能性があるときから開始するが、甲状線の問題や糖尿病などの場合は妊娠前の治療も重要となる

● **ZyMōt**（マイクロ流体技術を用いた精子選別）

● **その他**（凡例以外の診療がある場合）

アンケート回答からピックアップ紹介

安心して治療に臨んでいただくためにも、ぜひご覧ください

今回、特別アンケートで回答のあった施設から、詳しく情報を公開いただける12施設をご紹介いたします。各クリニックの詳細データを見ていくうちに、それぞれどのようなクリニックかを皆さまもよく知ることができるでしょう。そして、不妊治療・体外受精がどのようなものかも知識として身につくことでしょう。

今回は保険診療元年のこと。不妊治療の世界が大きく変わりつつ、今までの細やかな自由診療の継続も併せて、今後豊かに進展していくことを願っています。皆さまもぜひ、それぞれのクリニックの特徴から体外受精実施施設の様子をつかみ、ご自身の治療に役立ててください。

完全ガイドで徹底施設紹介／協賛施設

※ 北から順の掲載

西船橋こやまウィメンズクリニック

当院は人工授精や体外受精に特化した不妊治療専門クリニックです。不妊でお悩みのカップルとともに「妊娠」というゴールに全力で向かいます。

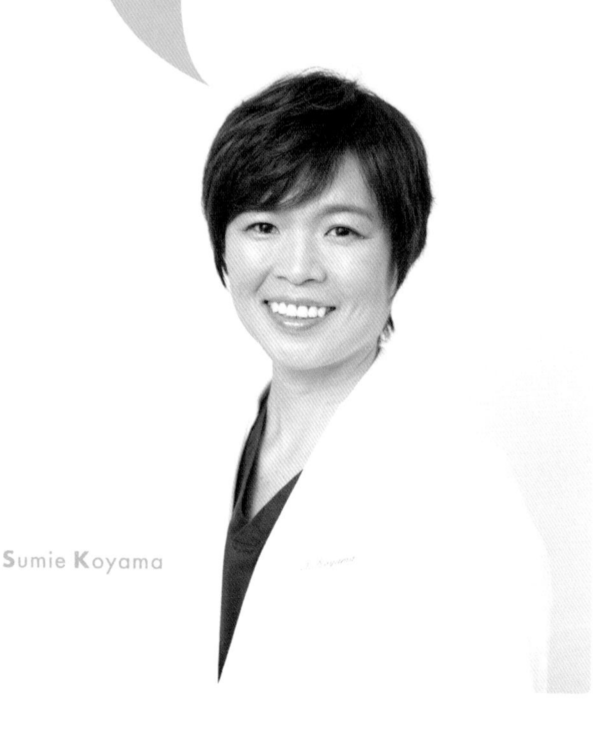

Sumie Koyama

小山 寿美江 院長

昭和大学病院産婦人科勤務
東京衛生病院産婦人科勤務
木場公園クリニック　分院　院長
六本木レディースクリニック　院長
2020年1月　西船橋こやまウィメンズクリニックを開院

［資格］
- 日本産科婦人科学会認定産婦人科専門医
- 日本生殖医学会認定生殖医療専門医

主な連携・紹介施設など

健診・分娩施設：近隣の産婦人科医院や病院
婦人科検査・外科：近隣の産婦人科医院や病院
内科系疾患：近隣の産婦人科医院や病院
助成金行政窓口：お住まいの地域の役所・保健所

今まで培ってきた生殖医療の専門知識や最新の技術を活かし、お一人おひとりに合った最短で最適な不妊治療をご提案します。より多くのカップルに赤ちゃんを授かっていただくことを目標に、患者さまのお悩みやお気持ちに寄り添いながら「心から安心して頼れるクリニック」を目指しています。不妊症でお悩みの方はまずご相談にいらしてください。

TEL　047-495-2050

受付時間　**午前** 9：00～13：00　**午後** 15：00～18：00
（月・金は17：30まで、火・木は19：30まで）

診療時間　**午前** 10：00～13：00　**午後** 16：00～18：00
夜　18：00～20：00

	月	火	水	木	金	土	日	祝祭
午前	○	○	―	○	○	○	―	○
午後	○	○	―	○	○	―	―	―
夜	―	○	―	○	―	―	―	―

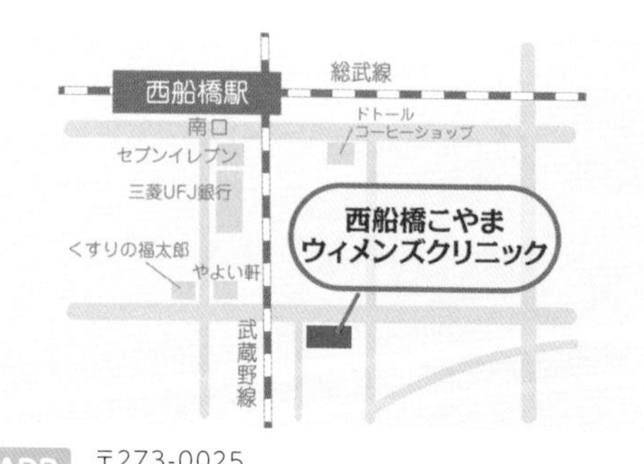

ADD　〒273-0025
千葉県船橋市印内町638-1 ビューエクセレント 2F
交通● JR東日本総武線・武蔵野線・東京メトロ東西線 西船橋駅南口 徒歩3分

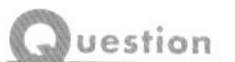

Question　Answer

治療は痛いですか？

採卵周期では、卵巣刺激といって多くの卵子を得るために注射を4～10日間ほど行います。採卵時は当院では、ほぼ全例静脈麻酔をかけて行いますので、痛みはありません。胚移植周期は、よほど内診が苦手でなければ問題ないと思いますが、苦手な方には静脈麻酔をかけて行えます。

患者さんに慕われる医療の場を

不妊治療に対する患者さんの不安な気持ちを取り除けるように、親しみやすく相談しやすい診療をスタッフともども心がけています。また仕事と通院治療の両立をサポートする体制を整えており、大切なお仕事をお休みしなくても夜間や土・祝日の通院で安心して不妊治療を受けていただけるよう努めています。最先端の医療が提供できるよう、常に新しい情報や治療方法を模索し続けながら、患者さんにとって有益となる治療や検査を取り入れていくことで、より多くのカップルを妊娠へ導くことを使命としています。

仕事と治療の両立

体外受精を考えている患者さんの一番の悩みは「通院が心配」だと思います。当院では採卵周期で４回、胚移植周期で４回の通院が必要になります。通常の診察は火曜・木曜日は夜間診療を行っているので、夜７時までにご来院していただければ診察は可能です。

採卵は午前中に行っていますが、採卵周期の開始時点で、だいたいの通院スケジュールを立てていますので、もし本当にご来院が難しいようであれば、次周期にずらすことができます。胚移植周期は特に問題なく通院していただけると思います。

採卵から胚移植まで

保険診療で体外受精を行う場合は39歳以下で胚移植6回、40歳から42歳までは胚移植3回という回数制限があります。なるべく保険の範囲内で結果が出せるように、1回の治療に全力を尽くしています。

採卵周期における卵巣刺激の割合は高刺激法が70%、低～中刺激法が30%です。胚培養は基本的に胚盤胞を目指しますが、初期胚移植の妊娠率も良好なため、AMH値が低い場合や年齢が高い方には、初期胚移植も積極的に行っています。胚移植は妊娠率が高い凍結融解胚移植をメインに行っています。

得意とする診療

当院は人工授精や体外受精を専門としていますが、「妊活ドック」「メンズドック」を設けており、これから妊活を始めるカップルが利用されています。妊活ドックは簡単な血液検査及び超音波検査、メンズドックは精液検査などの不妊検査を一通り行い、その検査結果や問診内容から、医師が妊娠への最適なアプローチを提案します。その結果、妊活ドックを受けた方の半数が人工授精や体外受精の治療に移行されて、多くの方が妊娠に至っています。他院でタイミング治療などを受けていて、まだ不妊検査を行っていないカップルのご利用もおすすめです。

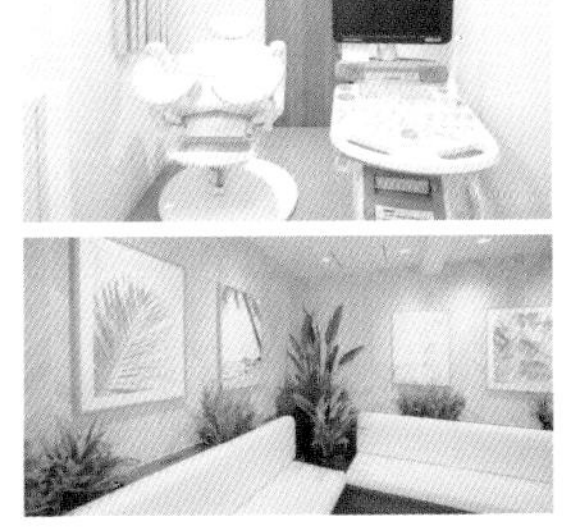

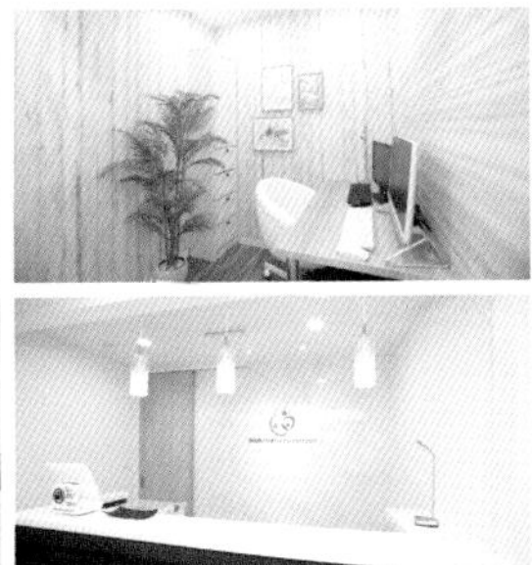

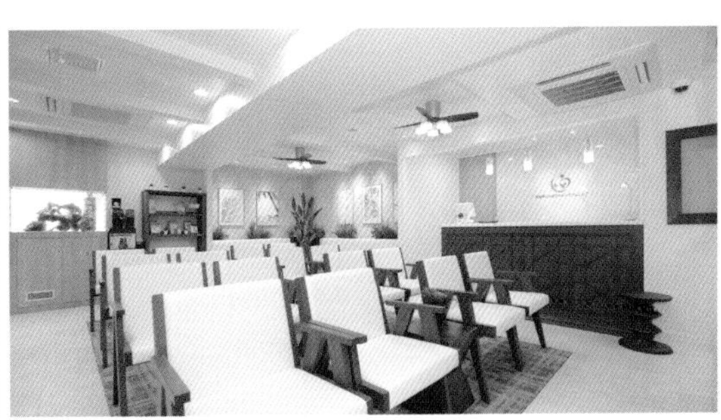

患者さんの通院距離

☑ 遠方が多い
☑ 近隣が多い

当院の患者さんで多い不妊原因

原因不明 / 男性不妊 / 卵管性不妊

妊娠までの平均移植回数

1.9回

患者さん平均年齢	35歳
患者さん最高齢	48歳

西船橋こやまウィメンズクリニック

体外受精の診療実績

スタッフ

医師	看護師	胚培養士	検査技師	相談スタッフ	事務
1人	8人	4人	0人	0人	5人

Stage 01

治療の状況

統計期間：2022年1月〜2023年12月

体外受精の治療における保険診療と自由診療の割合

自由診療 **20**％

保険診療 **80**％

移植胚の割合

ICSI新鮮胚 **0**％

IVF新鮮胚 **0**％

凍結融解胚 **100**％

患者さんの治療結果

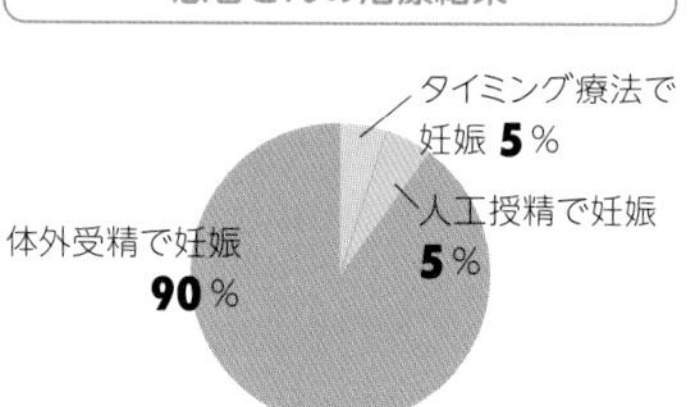

保険診療、自由診療別ART臨床妊娠率

保険診療 移植あたり **50**％

自由診療 移植あたり **33**％

ART患者さんの年齢割合

43歳以上 **5**％

40〜42歳 **10**％

〜29歳 **20**％

35〜39歳 **35**％

30〜34歳 **30**％

保険診療後に増えた年齢層 35〜39歳

体外受精を受ける患者さんの平均年齢 37歳

今までの治療実績

体外受精周期 3,065件

出産数 590人

最高齢出産 45歳

実施している受精方法

- [x] c-IVF
- [x] ICSI
- [x] スプリットICSI
- [ ] レスキューICSI
- [ ] IMSI
- [ ] PICSI
- [ ] SL-ICSI
- [ ] PIEZO

c-IVF（通常媒精）、ICSI（顕微授精）、スプリットICSI（複数卵採卵出来た際、c-IVFとICSIのどちらの媒精も行う方法）、レスキューICSI（c-IVF後に未受精と判断した卵子に対する顕微授精）、IMSI（高倍率で精子を観察し、精子選別を行うICSI）、PICSI（ヒアルロン酸を用いて精子選別を行うICSI）、SL-ICSI（紡錘体を可視化し行うICSI）、PIEZO-ICSI（微細な振動により細胞破膜を行うICSI）

Stage 02

治療をはじめる前に

体外受精の説明について

形式	● 個別説明
説明スタッフ	● 医師
説明資料	● 専用書類
日程	随時
コメント	診療内に随時ご説明します。

相談窓口

形式など	● 面談
対応するスタッフ	● 医師

Stage
03 採精について

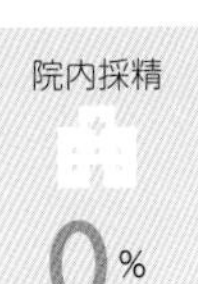

自宅採精	院内採精
100%	0%

実施している精子回収術
—

精子回収術の場所の対応
連携施設

Stage
04 採卵について

採卵時の麻酔	静脈麻酔（全麻含む）、局所麻酔
採卵時スタッフ	●医師 ●看護師 ●胚培養士
採卵後の休憩	約60〜90分

Stage
05 培養室について

培養室の衛生管理と取り組み

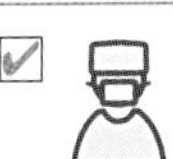
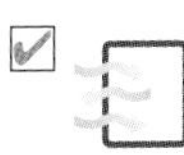
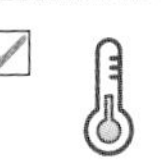

☑ 入室時の手洗い
☑ 専用衣服・帽子・マスクの着用
☑ 空調管理
☑ インキュベーターなどの培養器の管理

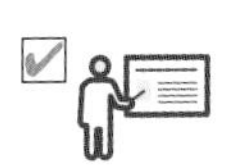

☑ 清掃や衛生
☑ 作業マニュアル（更新含む）
☑ 勉強会や検討会がある
☑ ミスが起きた時の対応はすぐにとれる

培養器

☐ 集合型 ☐ 個別型 ☑ タイムラプス型

培養室スタッフ

専任培養士 4人

［管理責任者］
熊手理恵

凍結保存

胚 ・ 射出精子 ・ TESE MD-TESE 精子 ・ 未受精卵

［延長の連絡方法］電話・来院

Stage
06 胚移植について

移植胚の状態

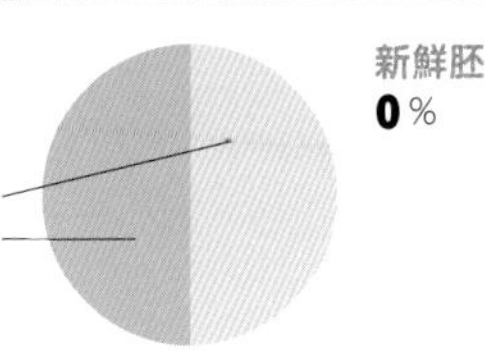

新鮮胚 0%

凍結胚 100%
初期胚 50%
胚盤胞 50%

黄体管理（薬剤）

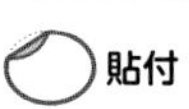
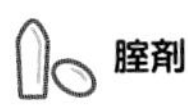

服薬 貼付 膣剤

移植胚の選択

☑ グレードの高いものから
☐ グレードが低くても選ぶ
☐ その他（　　　　　　）

Stage
07 胚移植について

妊娠判定はいつ？	4〜5週
分娩施設への紹介状	100%書いている

Stage
08 転院時の移送と受け入れ

移送ができるもの

胚 ・ 射出精子 ・ TESE MD-TESE 精子 ・ 未受精卵

受け入れができるもの

胚 ・ 射出精子 ・ TESE MD-TESE 精子 ・ 未受精卵

移送するのは ☑ 患者自身 ☑ 移送業者

Stage
09 保険診療対象外の患者さんについて

（ケースとして多いのは？）

☑ 自由診療で体外受精を続ける
☐ 一般不妊治療を続ける
☐ 治療を辞める
☐ その他（　　　　　　）

Stage
10 取り扱いのある診療について

☐ PICSI	☑ EMMA／ALICE	☑ タクロリムス投与療法	☐ マイクロ流体技術を用いた精子選別
☐ IMSI	☐ 子宮内フローラ検査	☑ PGT	☐ その他
☑ タイムラプス	☑ 子宮内膜スクラッチ	PRP（☐ 卵巣 ☐ 子宮）	
☐ ERA	☑ SEET法	☑ 不育症検査	
☑ ERPeak	☑ 二段階移植法	☐ 不育症治療	

神田ウィメンズクリニック

初診から卒業まで一貫して女性院長が担当。
「スタッフが親身で結果も出す」クリニックを目指しています。

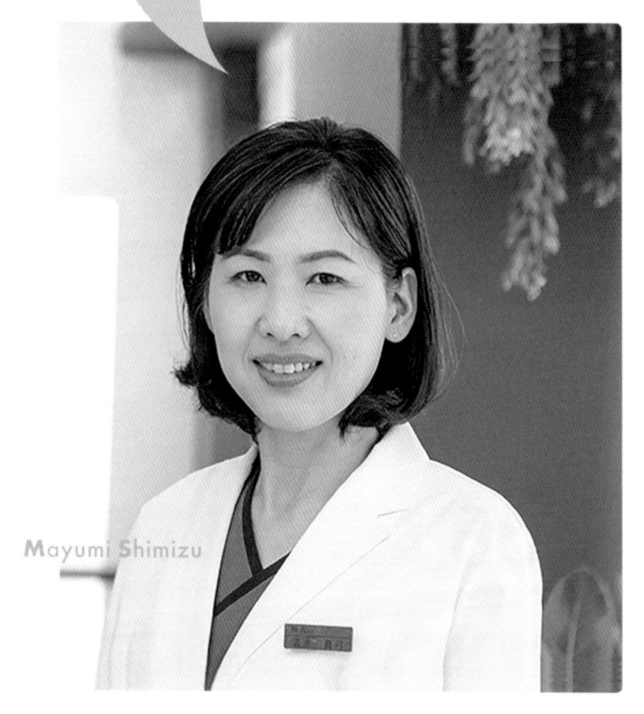

Mayumi Shimizu

清水 真弓 院長

信州大学医学部卒業
東京女子医科大学病院産婦人科学教室にて産婦人科専門医・医学博士取得
木場公園クリニックに6年勤務し生殖医療専門医取得
2020年2月神田ウィメンズクリニック開院

［資格］
- 医学博士（2009年 東京女子医科大学）
- 日本産科婦人科学会認定産婦人科専門医
- 日本生殖医学会認定生殖医療専門医

主な連携・紹介施設など

健診・分娩施設：ご本人の希望先の病院
婦人科検査・外科：東京医科歯科大学病院、永寿総合病院、駿河台レディースクリニックほか
内科系疾患：お茶の水甲状腺クリニックほか
泌尿器科：恵比寿つじクリニック、亀田京橋クリニックほか

不妊治療では患者さまお1人おひとりの経過をすべて把握しながら、責任を持ってきめ細かく柔軟に診療していくことが大切と考えます。そのため、院長がすべての診療を担当しています。そして、不妊症に悩む方々が最短で妊娠・出産・育児へと進まれるよう最善を尽くし、不妊治療での体・心・お金の負担がなるべく少なく済むよう、質の高い医療の提供を心がけています。

TEL 03-6206-0065

受付時間 午前 9：30～13：00 午後 15：00～19：00

診療時間 午前 9：30～13：30 午後 15：00～19：30

	月	火	水	木	金	土	日	祝祭
午前	○	○	―※	○	○	○	―	―
午後	○	○	―※	○	○	―	―	―

月曜・金曜午後は18:00まで、土曜日は午前14:00まで
※ 診療日（月火木金土）に祝日や臨時休診のある週は水曜日診療あり（～18:00）
体外受精治療周期で院内採血のある方は診療終了時間の60分前まで

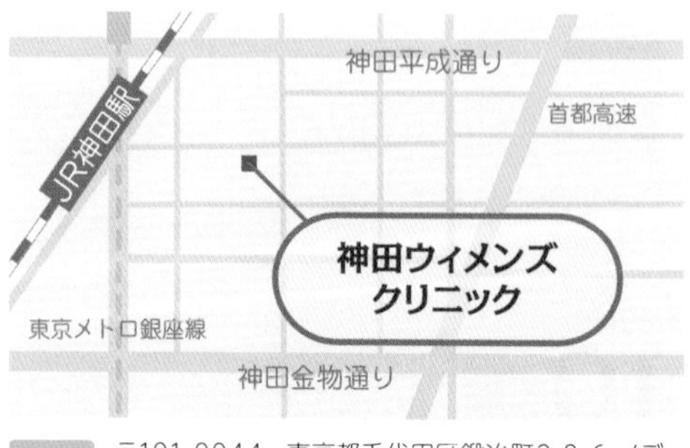

ADD 〒101-0044 東京都千代田区鍛冶町2-8-6 メディカルプライム神田6F

交通 ● JR山手線・京浜東北線・中央線『神田』駅徒歩1分
東京メトロ銀座線『神田』駅 徒歩2分

Question

体外受精をしながら仕事は可能ですか？

Answer

仕事と両立していただけるよう、最大限工夫し柔軟に対応することで、多くの方が仕事と両立されています。

通院しやすい工夫

神田駅から徒歩１分のため都内・都外からもアクセス良好、スタッフは全員女性です。また通院は採卵周期が４回、移植周期も４回必要となりますが、火曜日と木曜日の夜間診療や、自己注射・膣剤の活用により通院頻度を最低限にすることで、仕事と治療の両立がしやすいように工夫しています。また、受付から会計完了までの診察システムを工夫することで、お待たせする時間を最低限にするよう努めています。

排卵誘発方法について

誘発方法は高刺激法が70％、低〜中刺激が30％で、AMH値や超音波検査・ホルモン値、年齢、治療歴などから方法や薬の量を決めています。可能な方には黄体ホルモン剤を使った、PPOS法をメインに高刺激を行い、一度の採卵でおふたり目以降の移植に備えた凍結胚を確保することを理想にしています。おふたり目まで少し時間が空いても、お1人目の時の凍結胚を使って妊娠に臨めるというのは、自然妊娠の方にはない、体外受精の方ならではのメリットだと思います。高刺激メインといっても、卵巣過剰刺激症候群の予防に十分注意しているので開院以来、入院を要した方はいらっしゃいません。

採卵から胚移植まで

採卵は原則局所麻酔で行っています。局所麻酔法を工夫し、細い採卵針を用いることで個数が多くても十分採卵が可能だからです。

ご希望により痛み止めの座薬や緊張を抑えるお薬を事前にご使用いただき、採卵中は看護師の声掛けで、不安や緊張を和らげていただけるようにしています。

また受精卵は胚盤胞まで培養後、いったんすべて凍結し、次の周期以降で凍結融解胚移植することをお勧めしています。新鮮胚移植より少しお時間はかかりますが、そのほうが妊娠率が安定しているからです。培養・凍結結果は胚培養士よりお電話していますので、来院していただく必要はありません。

胚移植と妊娠判定

移植は膣からの超音波検査で行いますので、尿をためてご来院いただく必要はありません。また反復不成功の方には先進医療も積極的に取り入れ、さまざまな移植のオプションや着床不全検査、不育症検査などをご用意しています。

妊娠判定は、胚盤胞移植では１週間後に行い、心拍を2回確認後、産科へご紹介となります。

不妊治療の保険適用後も、妊娠率は良好で満足する成績を保てていますので、女性のご年齢や卵巣機能にもよりますが、かなりの方が保険診療の範囲でご卒業していただけると考えています。

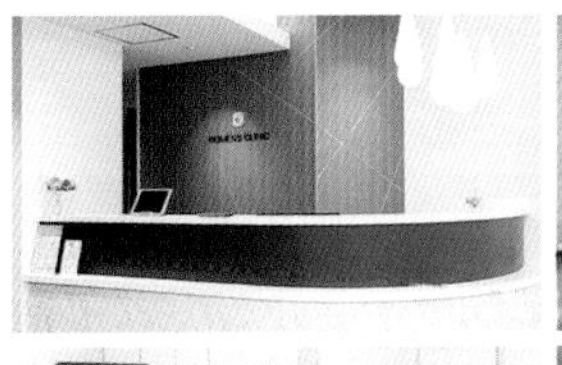
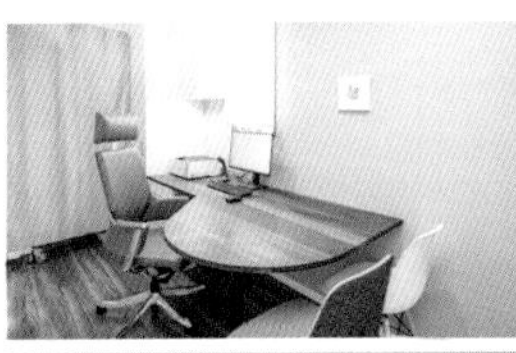
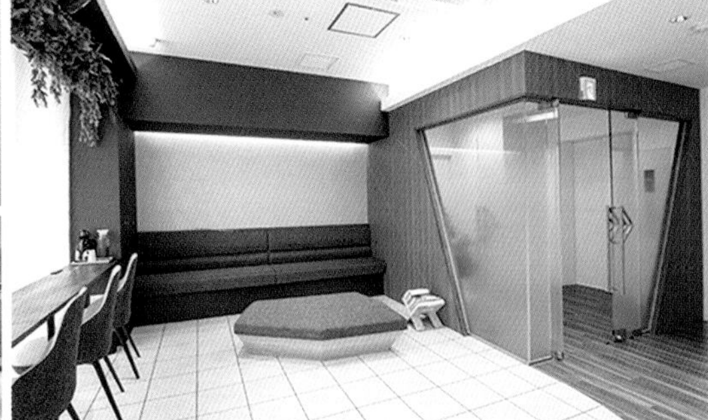
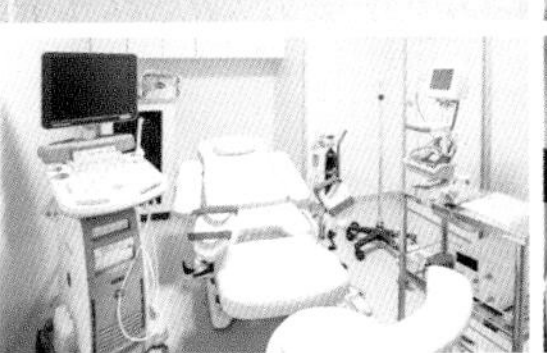
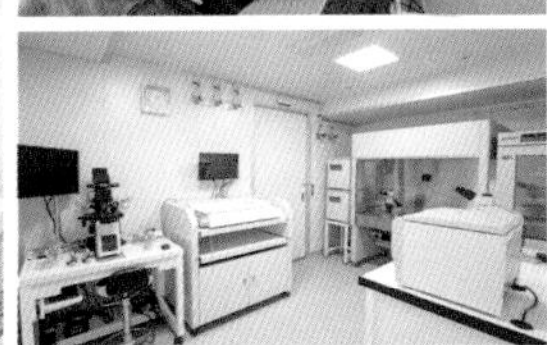

患者さんの通院距離

- □ 遠方が多い
- ☑ 近隣が多い

当院の患者さんで多い不妊原因

機能性（原因不明）／男性因子／年齢因子

妊娠までの平均移植回数

1.8回

患者さん平均年齢 35.5歳

患者さん最高齢 49歳

神田ウィメンズクリニック

体外受精の診療実績

スタッフ

医師	看護師	胚培養士	検査技師	相談スタッフ	事務
1人	5人	4人	1人	1人	3人

Stage 01 治療の状況

統計期間：2022年10月〜2023年9月

体外受精の治療における保険診療と自由診療の割合

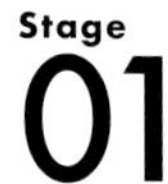

自由診療 **10**％
保険診療 **90**％

移植胚の割合

ICSI新鮮胚 **0**％
IVF新鮮胚 **0**％
凍結融解胚 **100**％

患者さんの治療結果

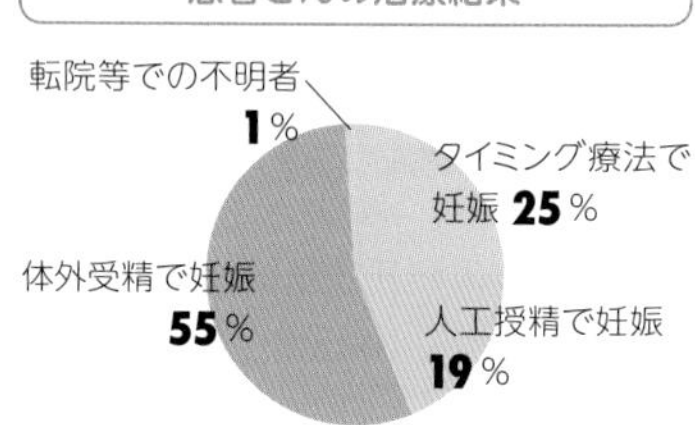

保険診療、自由診療別ART臨床妊娠率

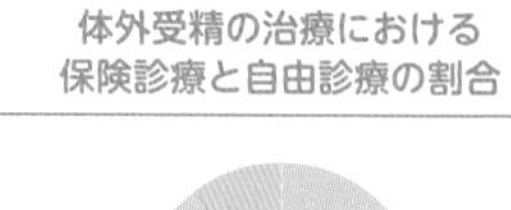

保険診療 移植あたり **52.5**％
自由診療 移植あたり

ART患者さんの年齢割合

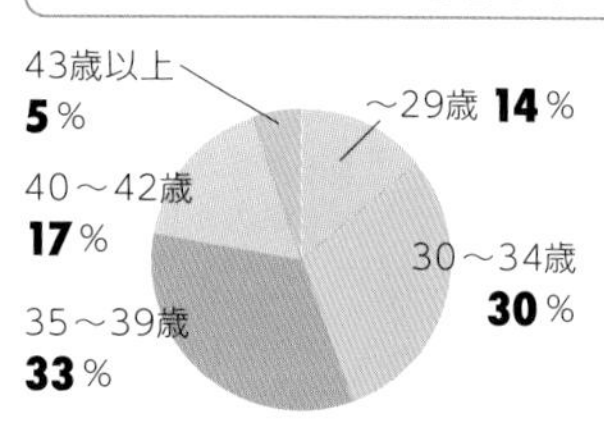

保険診療後に増えた年齢層 30〜34歳

体外受精を受ける患者さんの平均年齢 35歳

今までの治療実績

体外受精周期 2,338件
出産数 604人
最高齢出産 45歳

実施している受精方法

☑ c-IVF ☑ ICSI ☑ スプリットICSI ☑ レスキューICSI ☐ IMSI ☑ PICSI ☑ SL-ICSI ☑ PIEZO

c-IVF（通常媒精）、ICSI（顕微授精）、スプリットICSI（複数卵採卵出来た際、c-IVFとICSIのどちらの媒精も行う方法）、レスキューICSI（c-IVF後に未受精と判断した卵子に対する顕微授精）、IMSI（高倍率で精子を観察し、精子選別を行うICSI）、PICSI（ヒアルロン酸を用いて精子選別を行うICSI）、SL-ICSI（紡錘体を可視化し行うICSI）、PIEZO-ICSI（微細な振動により細胞破膜を行うICSI）

Stage 02 治療をはじめる前に

体外受精の説明について

形式	● 個別説明
説明スタッフ	● 医師 ● 看護師
説明資料	● オリジナル冊子
日程	随時
コメント	ご希望の方に随時外来でご案内しています。

相談窓口

形式など	● 面談
対応するスタッフ	● 医師 ● 看護師 ● 胚培養士

Stage
03 採精について

自宅採精	院内採精
94%	6%

実施している精子回収術
—

精子回収術の場所の対応
連携施設

Stage
04 採卵について

採卵時の麻酔	局所、医師が必要と判断した場合のみ静麻(全麻含む)
採卵時スタッフ	● 医師　● 看護師　● 胚培養士
採卵後の休憩	約20～30分

Stage
05 培養室について

培養室の衛生管理と取り組み

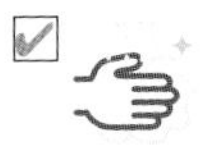

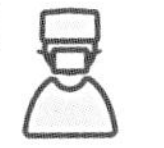
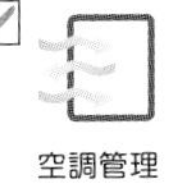
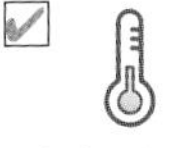

☑ 入室時の手洗い
☑ 専用衣服・帽子・マスクの着用
☑ 空調管理
☑ インキュベーターなどの培養器の管理

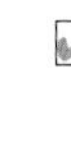

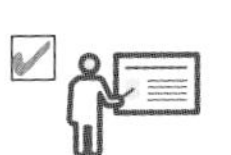

☑ 清掃や衛生
☑ 作業マニュアル(更新含む)
☑ 勉強会や検討会がある
☑ ミスが起きた時の対応はすぐにとれる

培養器

☐ 集合型　☑ 個別型　☐ タイムラプス型

培養室スタッフ

専任培養士 4 人　[管理責任者] 清水真弓

凍結保存

胚　射出精子　TESE MD-TESE 精子　未受精卵

[延長の連絡方法] 来院または現金書留

Stage
06 胚移植について

移植胚の状態

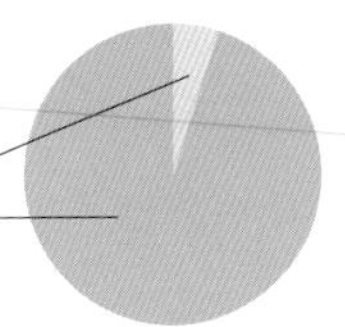

黄体管理(薬剤)

服薬　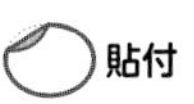 貼付　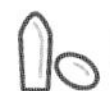 膣剤

移植胚の選択

☑ グレードの高いものから
☐ グレードが低くても選ぶ
☐ その他(　　　　　　　)

Stage
07 胚移植について

妊娠判定はいつ?	3週5日
分娩施設への紹介状	100%書いている

Stage
08 転院時の移送と受け入れ

移送ができるもの

胚　射出精子　TESE MD-TESE 精子　未受精卵

受け入れができるもの

胚　射出精子　TESE MD-TESE 精子

移送するのは　☑ 患者自身　☑ 移送業者

Stage
09 保険診療対象外の患者さんについて

(ケースとして多いのは?)

☑ 自由診療で体外受精を続ける
☐ 一般不妊治療を続ける
☐ 治療を辞める
☐ その他(　　　　　　　)

Stage
10 取り扱いのある診療について

☑ PICSI	☑ EMMA／ALICE	☑ タクロリムス投与療法	☑ マイクロ流体技術を用いた精子選別
☐ IMSI	☑ 子宮内フローラ検査	☑ PGT	☑ その他
☑ タイムラプス	☑ 子宮内膜スクラッチ	PRP(☐ 卵巣　☐ 子宮)	PFC-FD、ヒアルロン酸を用いた生理学的精子選別(PICSI)
☑ ERA	☑ SEET法	☑ 不育症検査	
☐ ERPeak	☑ 二段階移植法	☑ 不育症治療	

麻布モンテアールレディースクリニック

検査、治療、有効性などに関する正確な情報を患者さまにお知らせし、一般不妊治療から体外受精までの生殖医療をまごころ込めて提供

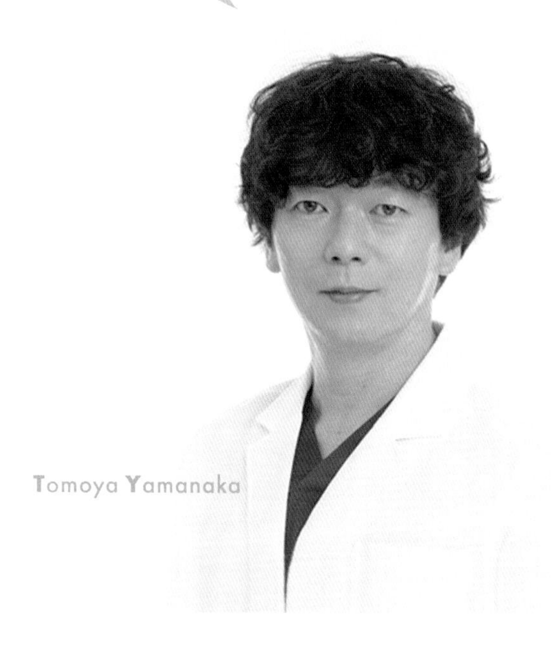

山中 智哉 院長

1998年 山梨医科大学卒業、山梨医科大学産婦人科入局
2002年 山梨医科大学医学博士課程卒業、国立甲府病院産婦人科勤務
2004年 NTT東日本関東病院 産婦人科
2012年 六本木レディースクリニック 院長
2017年 オリーブレディースクリニック 院長
2019年 麻布モンテアールレディースクリニック 開院

[資格]
- 医学博士(2002年 山梨医科大学)
- 日本産科婦人科学会認定産婦人科専門医

主な連携・紹介施設など

健診・分娩施設：近隣の産婦人科医院や病院、妊婦健診対応施設
婦人科検査・外科：近隣の産婦人科医院や病院
内科系疾患：近隣の産婦人科医院や病院
助成金行政窓口：お住まいの地域の役所・保健所

診療に当たって大切にしていることが3つあります。「まごころ」と「安全と信頼」、そして「丁寧な説明と患者さんの理解／インフォームドコンセント」です。それはつまり、患者さまの意思を尊重し、患者さまの気持ちに寄り添った医療サービスを提供すること。医学的、社会的ニーズに適合した安全で信頼性のある医療サービスを提供すること。治療方針決定の際に、どなたでも理解できるようにわかりやすい言葉で丁寧に説明し、治療結果を正確にお伝えすることです。

TEL 03-6804-3208

受付時間 午前 9：00～13：00 午後 14：00～17：30

診療日

	月	火	水	木	金	土	日	祝祭
午前	○	○	ー	○	○	○	○	ー
午後	○※	○※	ー	○※	○※	○※	△	ー

※ 月・金の午後は14:00～18:00まで、火・木の午後は15:00～20:00まで、土・日の午後は14:00～16:00まで
△ IVF処置のみ

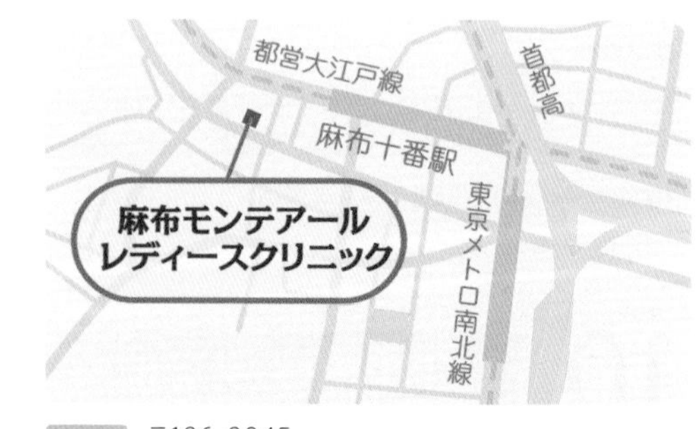

ADD 〒106-0045
東京都港区麻布十番1-5-18 カートブラン麻布十番3F
交通 ● 都営大江戸線 麻布十番駅 7番出口 徒歩3分

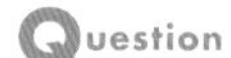

Question 体外受精の治療の流れについて

Answer 年齢や仕事、個々の卵巣機能など、その患者さまに合わせて、通院しやすい治療スケジュールを計画します。

体外受精をはじめるときに

診療で大切にしていることの3つにもあるように、説明をしっかり行うために、難しい内容はできるだけ分かりやすく説明し、さらに理解を深めたいときなど患者さまが理解できるよう、個別に時間をとることにも心がけています。診療では問診や検査などからそれぞれに最善の治療を行いますが、体外受精を行う原因で多いのは、女性側の卵巣や排卵の障害、年齢的な要因、そして一般不妊治療で結果が出ないことです。男性側の原因では造精機能の障害、性機能障害です。初診前に無料カウンセリングがあるので、心配や不安があればお聞きください。

排卵誘発方法と採卵

排卵誘発は、自然周期、低刺激（内服）、中刺激（内服＋注射）、高刺激（連日注射）まですべて対応しています。患者さまの卵巣機能、治療への受容性、期待する採卵数などを考慮し、それぞれの方法のメリット、デメリットを説明の上、方針を決定しています。採卵に重要なのは、回収すべき卵胞からの卵子を確実に採取することだと考えています。

採卵は局所麻酔、静脈麻酔ともに行っています。採卵数が少ない患者さまは局所麻酔を選択されることも多いですが、痛みの心配がある方は、静脈麻酔にされる方が安心かと思います。

培養室と胚培養

対象期間（2023年1月～12月）の胚移植件数は383例で、平均年齢は36.7歳、胎嚢確認による妊娠率はホルモン補充周期で48.7%、自然周期で44.3%でした。また通常のIVF（ふりかけ法）による胚の妊娠率は52.6%、ICSI（顕微授精）による胚の妊娠率は55.3%でした。

ICSIの技術革新が進み、妊娠率に差はありませんが、卵子に一定の負荷をかけることには変わりありません。個々の患者さまの年齢や卵巣機能、それまでの治療経過などから、慎重に受精方法を決定しています。

胚移植について

ホルモン補充周期も自然周期も、原則として考え方は変わりません。仕事など時間の融通がききにくい患者さまには、ホルモン補充周期をご案内しています。

胚移植に関して大切なことは、内膜が8mm以上、以下といった一般的な基準だけではなく、その患者さまにとって内膜やホルモン地が、最善の状態に達していることだと考えています。

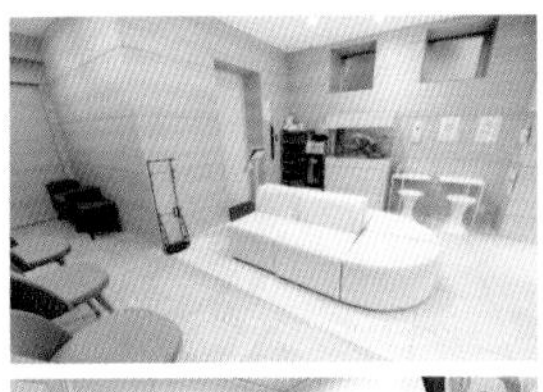

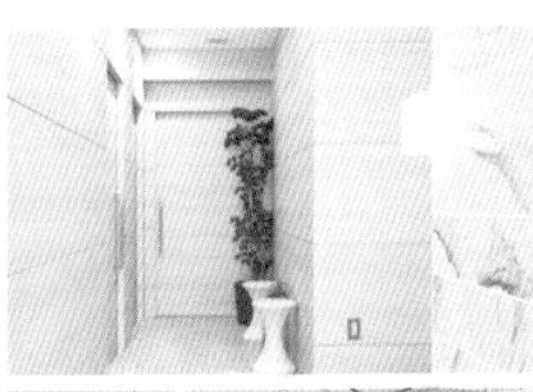

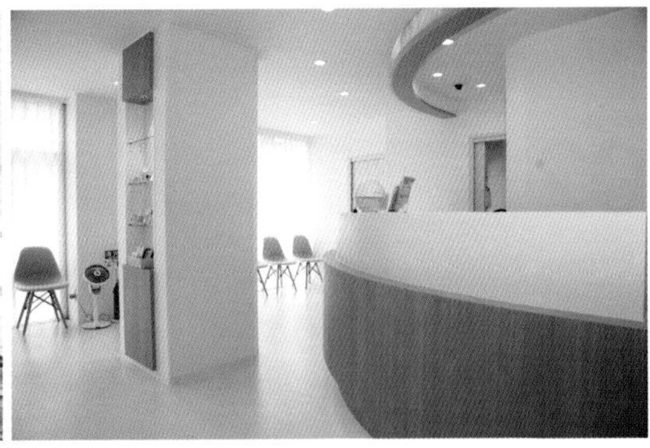

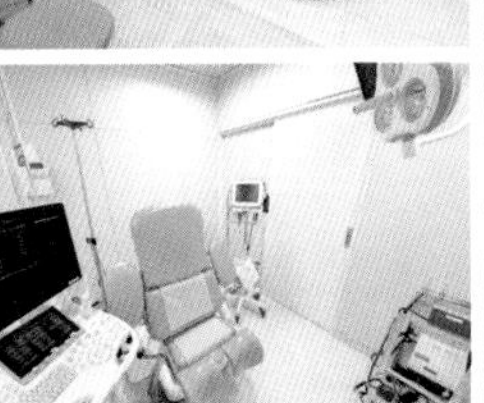

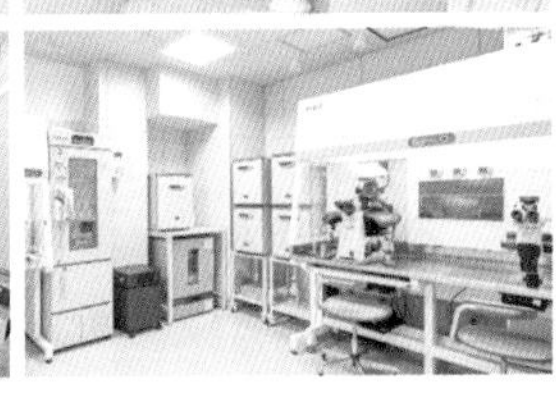

患者さんの通院距離

☐ 遠方が多い
☑ 近隣が多い

当院の患者さんで多い不妊原因

機能性不妊 / 年齢因子 / ステップアップ

妊娠までの平均移植回数

2.5回

患者さん平均年齢	39歳
患者さん最高齢	46歳

麻布モンテアールレディースクリニック

体外受精の診療実績

スタッフ

医師	看護師	胚培養士	検査技師	相談スタッフ	事務
2人	6人	4人	0人	2人	5人

Stage 01 治療の状況

統計期間：2022年9月〜2023年8月

体外受精の治療における保険診療と自由診療の割合

自由診療 **15**％
保険診療 **85**％

移植胚の割合

IVF新鮮胚 **3**％
ICSI新鮮胚 **2**％
凍結融解胚 **95**％

患者さんの治療結果

タイミング療法で妊娠 **10**％
人工授精で妊娠 **10**％
体外受精で妊娠 **80**％

保険診療、自由診療別ART臨床妊娠率

保険診療 移植あたり **47**％
自由診療 移植あたり **49**％

ART患者さんの年齢割合

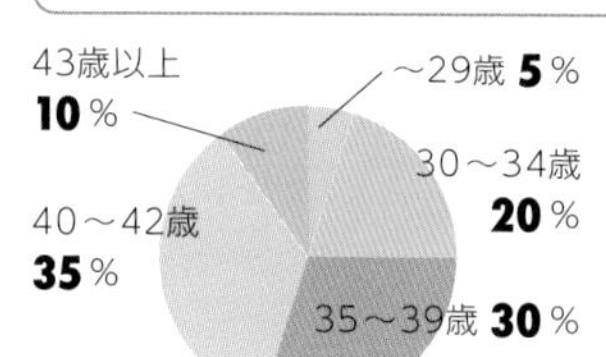

保険診療後に増えた年齢層 **35〜39**歳

体外受精を受ける患者さんの平均年齢 **37.6**歳

今までの治療実績

体外受精周期 **401**件（2023年）
出産数 **80**人（2023年）
最高齢出産 **46**歳

実施している受精方法

- [x] c-IVF
- [x] ICSI
- [x] スプリットICSI
- [x] レスキューICSI
- [x] IMSI
- [x] PICSI
- [ ] SL-ICSI
- [x] PIEZO

c-IVF（通常媒精）、ICSI（顕微授精）、スプリットICSI（複数卵採卵出来た際、c-IVFとICSIのどちらの媒精も行う方法）、レスキューICSI（c-IVF後に未受精と判断した卵子に対する顕微授精）、IMSI（高倍率で精子を観察し、精子選別を行うICSI）、PICSI（ヒアルロン酸を用いて精子選別を行うICSI）、SL-ICSI（紡錘体を可視化し行うICSI）、PIEZO-ICSI（微細な振動により細胞破膜を行うICSI）

Stage 02 治療をはじめる前に

体外受精の説明について

形式	● 個別説明
説明スタッフ	● 医師 ● 看護師 ● 胚培養士 ● 医療事務
説明資料	● 専用書類
日程	随時
コメント	診療内に随時ご説明します。

相談窓口

形式など	● 面談 ● 電話 ● メール
対応するスタッフ	● 医師 ● 看護師 ● 胚培養士 ● 医療事務

Stage
03 採精について

自宅採精	院内採精
80%	20%

実施している精子回収術
TESE MD-TESE

精子回収術の場所の対応
連携施設

Stage
04 採卵について

採卵時の麻酔	静脈麻酔（全麻含む）、局所、無麻酔
採卵時スタッフ	●医師 ●看護師 ●胚培養士
採卵後の休憩	約120分

Stage
05 培養室について

培養室の衛生管理と取り組み

☑ 入室時の手洗い

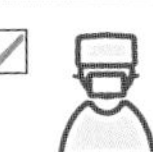
☑ 専用衣服・帽子・マスクの着用

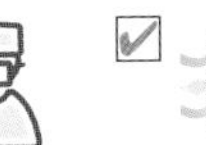
☑ 空調管理

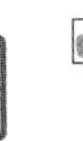
☑ インキュベーターなどの培養器の管理

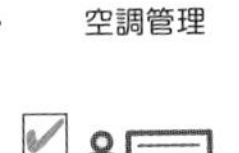
☑ 清掃や衛生

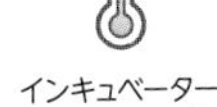
☑ 作業マニュアル（更新含む）

☑ 勉強会や検討会がある

☑ ミスが起きた時の対応はすぐにとれる

培養器

☑ 集合型 ☑ 個別型 □ タイムラプス型

培養室スタッフ

専任培養士 4人 ［管理責任者］笠森

凍結保存

胚 射出精子 TESE MD-TESE 精子 未受精卵

［延長の連絡方法］電話

Stage
06 胚移植について

移植胚の状態

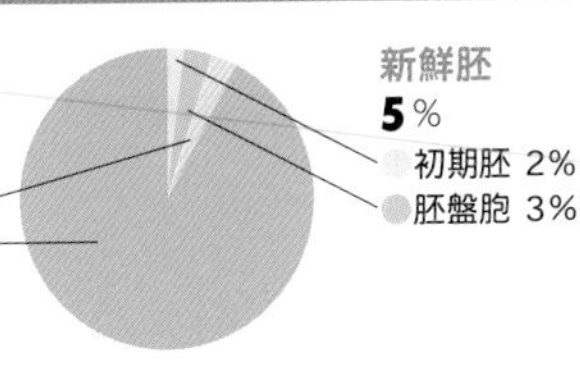

黄体管理（薬剤）

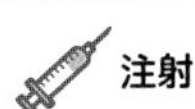
服薬 注射

移植胚の選択

☑ グレードの高いものから
☑ グレードが低くても選ぶ
☑ その他（患者様のご希望 ）

Stage
07 胚移植について

妊娠判定はいつ？	4週
分娩施設への紹介状	100%書いている

Stage
08 転院時の移送と受け入れ

移送ができるもの

胚 射出精子 TESE MD-TESE 精子 未受精卵

受け入れができるもの

胚 射出精子 TESE MD-TESE 精子 未受精卵

移送するのは ☑ 患者自身 ☑ 移送業者

Stage
09 保険診療対象外の患者さんについて

（ケースとして多いのは？）

☑ 自由診療で体外受精を続ける
☑ 一般不妊治療を続ける
☑ 治療を辞める
□ その他（自由診療と一般不妊治療が半々くらい ）

Stage
10 取り扱いのある診療について

□ PICSI	☑ EMMA／ALICE	□ タクロリムス投与療法	☑ マイクロ流体技術を用いた精子選別
☑ IMSI	☑ 子宮内フローラ検査	□ PGT	□ その他
□ タイムラプス	☑ 子宮内膜スクラッチ	PRP（□ 卵巣 □ 子宮）	
☑ ERA	☑ SEET法	☑ 不育症検査	
□ ERPeak	☑ 二段階移植法	☑ 不育症治療	

北千住ARTクリニック

忙しい方でも通いやすく、プライベートも治療も大事にできる、一人一人に寄り添える医療を

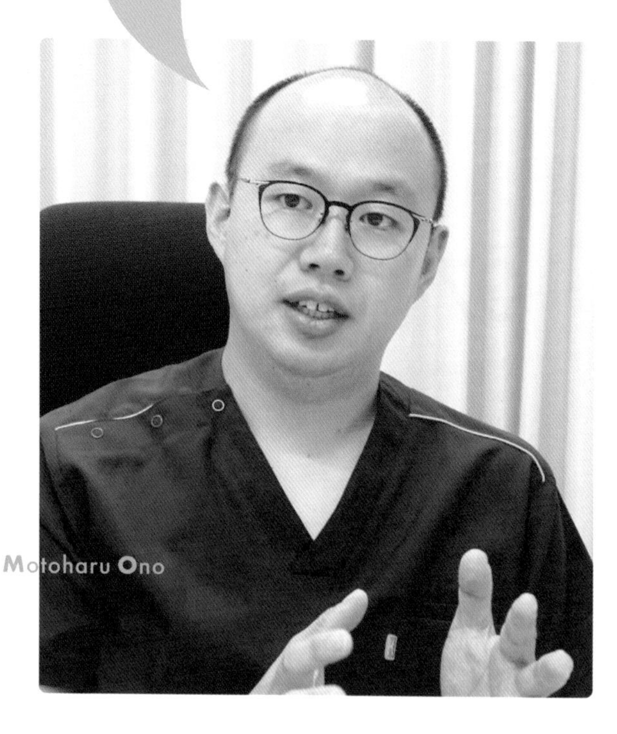

Motoharu Ono

大野 基晴 院長

2010年	東海大学医学部医学科 卒業
2012年	順天堂大学医学部附属順天堂医院 勤務
2013年	順天堂大学静岡病院 勤務
2014年	社会福祉法人賛育会 賛育会病院 勤務
2015年	越谷市立病院 勤務
2016年	順天堂大学医学部附属順天堂医院 勤務
2016年	大島医療センター 勤務
2017年	セントマザー産婦人科医院 勤務
2020年	順天堂大学浦安病院 勤務
2022年	順天堂大学浦安病院リプロダクションセンター 副センター長 就任
2023年	北千住ARTクリニック開院 院長就任

［資格］

- 医学博士 （2020年　順天堂大学医学部）
- 日本専門医機構 認定産婦人科専門医
- 日本生殖医学会 認定生殖医療専門医

慣れ親しんだ街、北千住に開院する目標が実現しました。まだまだ開院したばかりですが、さまざまな病院やクリニックで積み上げてきた経験を活かし、丁寧な診療を目指しています。とくに初診には時間をかけ、専門用語については、なるべく噛み砕いた言葉でわかりやすい説明をするように心がけています。

一組でも多くの患者さまに、赤ちゃんが授かるよう、胚培養士、看護師、受付など、スタッフ一同、頑張っています。

TEL 03-6806-1808

診療時間 午前 9：00〜13：00　午後 14：00〜20：00

診療日

	月	火	水	木	金	土	日	祝祭
午前	○	○	○	○	ー	○※	△※	△※
午後	○	○	○	○	ー	○※	ー	ー

△ 第1・3・5日曜、祝日は診療。　※ 土日祝は完全予約制の不妊治療のみの診療・最終受付は午前は12:00まで、午後は19:00まで。

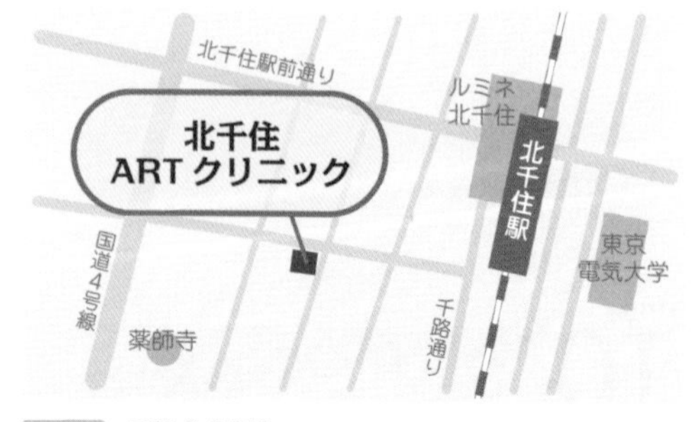

ADD 〒150-0013
東京都足立区千住1-18-9 タワーフロント北千住4F

交通 ● JR・東京メトロ・頭部スカイツリーライン・つくばエクスプレス　北千住駅 徒歩6分

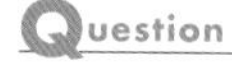

不妊治療を開始するにあたって、ベストなタイミングは？

Answer

月経中に受診いただくと卵巣機能の評価を一番行いやすいですが、日程を調整することが難しいこともあると思います。患者さまのご都合でいつでも受診していただいてかまいません。

仕事と両立できるように

当院は、5路線が乗り入れる北千住駅から徒歩6分と交通の利便性が良いクリニックです。夜20時まで開院しており、土日祝日(日曜・祝日は午前のみ)も診療しているため、余裕の持てる通院が可能です。仕事も妊活も無理なく続けていけるようなクリニックを目指しております。

患者さまのお悩みはきちんと聞く

不妊治療をご希望の患者さまは病院に受診する前も、受診した後も不安な気持ちになってしまうことが多くあると思います。そのため、初診時や治療方針の相談には、スタッフによるカウンセリングや検査結果を踏まえて、きちんと説明することを心がけております。病院本位ではなく、患者さまに寄り添える医療を目指しております。

保険診療での生殖補助医療

当院は保険診療開始後に開院したこともあり、基本的には保険診療での生殖補助医療を行っております。保険では40歳未満で合計6回、40歳以上では３回と行える回数に限りがあり、当院では高刺激と言われる連日注射を行う方法を中心に一人ひとりの患者さまにベストな治療方法を立案していきます。その他、現在は先進医療に指定されているような検査を行えるように調整しております。

地域に根差した医療

受診中に婦人科疾患やその他疾患を指摘されたり、当院を卒業される患者さま一人ひとりにとってベストな治療・妊娠分娩管理を行っていただけるように、近隣の産院やクリニック・病院と連携しております。そのため、当院では行っていない治療（腹腔鏡手術や卵管カテーテル手術、男性不妊手術）に対しても、適切に対応いたします。

主な連携・紹介施設など

健診・分娩施設：あらかわレディースクリニック、横川レディースクリニック、賛育会病院、順天堂医院など
婦人科検査・外科：永寿総合病院、聖路加国際病院、東京女子医科大学足立医療センターなど
内科系疾患：糖・心・甲状腺のクリニック北千住
泌尿器科：ゆたかクリニック、順天堂大学附属浦安病院、獨協医科大学埼玉医療センターなど
助成金行政窓口：お住まいの地域の施設

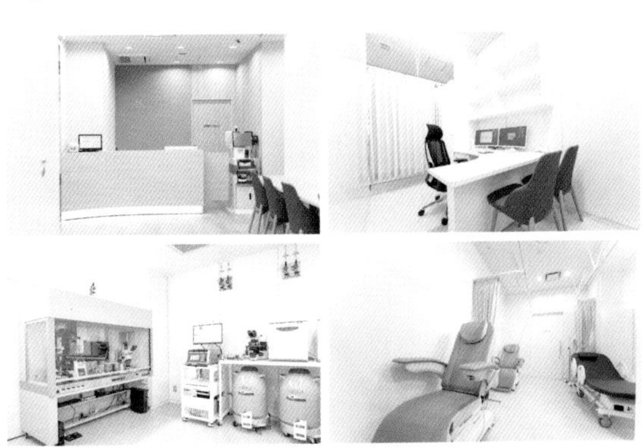

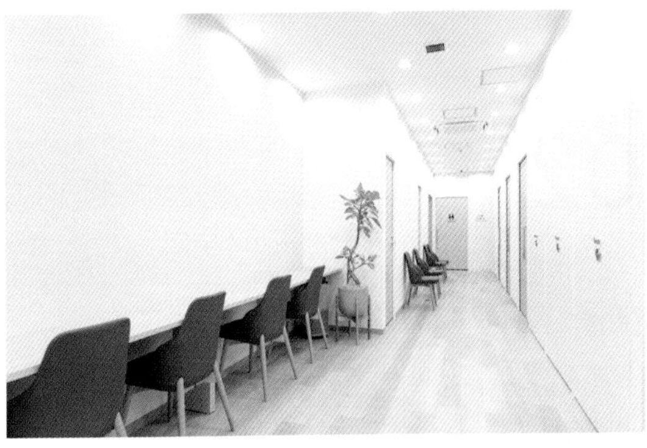

患者さんの通院距離
- ☑ 遠方が多い
- ☑ 近隣が多い

当院の患者さんで多い不妊原因
一般不妊無効／卵管因子／男性因子

妊娠までの平均移植回数
1回

患者さん平均年齢	34歳
患者さん最高齢	48歳

北千住ARTクリニック

体外受精の診療実績

スタッフ

医師 1人　看護師 7人　胚培養士 4人　検査技師 0人　相談スタッフ 0人　事務 6人

Stage 01 治療の状況

統計期間：2023年6月〜2023年8月

体外受精の治療における保険診療と自由診療の割合

自由診療 **8.7**％
保険診療 **91.3**％

移植胚の割合

IVF新鮮胚 **5.2**％
ICSI新鮮胚 **4.4**％
凍結融解胚 **90.4**％

患者さんの治療結果

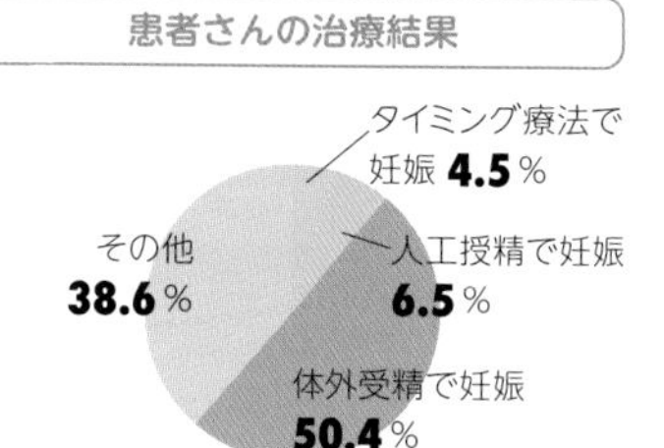

保険診療、自由診療別ART臨床妊娠率

保険診療 移植あたり **47.7**％
自由診療 移植あたり **12.5**％

ART患者さんの年齢割合

〜29歳 **14.8**％
30〜34歳 **28.9**％
35〜39歳 **33.1**％
40〜42歳 **19.0**％
43歳以上 **4.2**％

保険診療後に増えた年齢層 ——※ 歳

体外受精を受ける患者さんの平均年齢 ——※ 歳

今までの治療実績

体外受精周期 253件
出産数 ——※ 人
最高齢出産 ——※ 歳

※ 開院間もないため、データなし

実施している受精方法

☑ c-IVF　☑ ICSI　☑ スプリットICSI　☐ レスキューICSI　☐ IMSI　☑ PICSI　☐ SL-ICSI　☑ PIEZO

c-IVF（通常媒精）、ICSI（顕微授精）、スプリットICSI（複数卵採卵出来た際、c-IVFとICSIのどちらの媒精も行う方法）、レスキューICSI（c-IVF後に未受精と判断した卵子に対する顕微授精）、IMSI（高倍率で精子を観察し、精子選別を行うICSI）、PICSI（ヒアルロン酸を用いて精子選別を行うICSI）、SL-ICSI（紡錘体を可視化し行うICSI）、PIEZO-ICSI（微細な振動により細胞破膜を行うICSI）

Stage 02 治療をはじめる前に

体外受精の説明について

形式	● 個別説明
説明スタッフ	● 医師
説明資料	● 専用書類　● 動画
日程	準備中
コメント	準備中

相談窓口

形式など	● 面談
対応するスタッフ	● 医師

Stage
03 採精について

自宅採精	院内採精
56%	44%

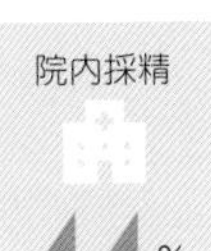

実施している精子回収術
—

精子回収術の場所の対応
—

Stage
04 採卵について

採卵時の麻酔	静脈麻酔（全麻含む）、局所、無麻酔
採卵時スタッフ	● 医師 ● 看護師 ● 胚培養士
採卵後の休憩	約30〜90分

Stage
05 培養室について

培養室の衛生管理と取り組み

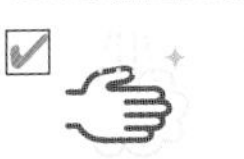
☑ 入室時の手洗い

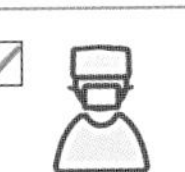
☑ 専用衣服・帽子・マスクの着用

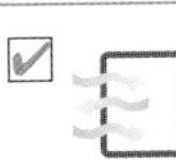
☑ 空調管理

☑ インキュベーターなどの培養器の管理

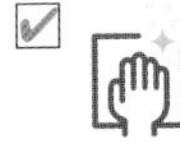
☑ 清掃や衛生

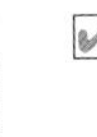

☑ 作業マニュアル（更新含む）

☑ 勉強会や検討会がある

☑ ミスが起きた時の対応はすぐにとれる

培養器

☑ 集合型 ☐ 個別型 ☑ タイムラプス型

培養室スタッフ

専任培養士 4人　［管理責任者］長崎 貴幸

凍結保存

胚　射出精子　TESE MD-TESE 精子　未受精卵

［延長の連絡方法］メール

Stage
06 胚移植について

移植胚の状態

新鮮胚 9.6%
初期胚 9.6%
胚盤胞 0%

凍結胚 90.4%
初期胚 0.0%
胚盤胞 90.4%

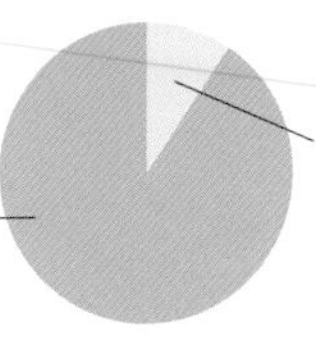

黄体管理（薬剤）

服薬
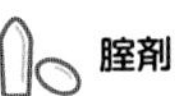
膣剤

移植胚の選択

☑ グレードの高いものから
☐ グレードが低くても選ぶ
☐ その他（　　　　　　　　）

Stage
07 胚移植について

妊娠判定はいつ？	4週
分娩施設への紹介状	100%書いている

Stage
08 転院時の移送と受け入れ

移送ができるもの

胚　射出精子　TESE MD-TESE 精子　未受精卵

受け入れができるもの

胚　射出精子　TESE MD-TESE 精子　未受精卵

移送するのは　☐ 患者自身 ☑ 移送業者

Stage
09 保険診療対象外の患者さんについて

（ケースとして多いのは？）

☑ 自由診療で体外受精を続ける
☐ 一般不妊治療を続ける
☐ 治療を辞める
☐ その他（　　　　　　　　）

Stage
10 取り扱いのある診療について

☑ PICSI	☐ EMMA／ALICE	☐ タクロリムス投与療法	☐ マイクロ流体技術を用いた精子選別
☐ IMSI	☑ 子宮内フローラ検査	☐ PGT	☐ その他
☑ タイムラプス	☐ 子宮内膜スクラッチ	PRP（☐ 卵巣 ☐ 子宮）	
☐ ERA	☐ SEET法	☑ 不育症検査	
☑ ERPeak	☐ 二段階移植法	☑ 不育症治療	

木場公園クリニック

不妊治療にはこころのサポートも重要であるため、様々なこころのケアも積極的に取り入れ、患者サポートを行っています。

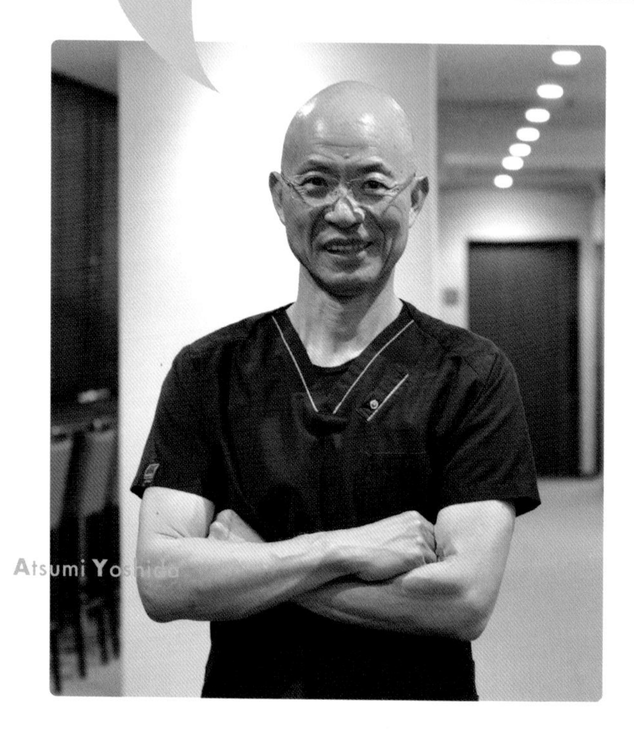

Atsumi Yoshida

吉田 淳 院長

愛媛県松山市生まれ。愛媛大学医学部卒業。
不妊治療を学ぶためにアメリカや日本国内で見学・研修を重ねてきたが、どこの施設でも妻のみの治療で夫の顔が見えないことに疑問を感じ、自ら東邦大学泌尿器科で男性不妊症を学んだ。1998 年に女性不妊症・男性不妊症の両方を診察できる、木場公園クリニックを設立した。

[資格]

- 医学博士
- 日本生殖医学会認定生殖医療専門医
- 日本人類遺伝学会認定臨床遺伝専門医
- 日本産科婦人科学会認定産婦人科専門医

主な連携・紹介施設など

健診・分娩施設：お住まいの地域の施設
婦人科検査・外科：お住まいの地域の施設
内科系疾患：伊藤病院 など
助成金行政窓口：お住まいの地域の役所・保健所

不妊治療を行う場合、女性は婦人科へ、男性は泌尿器科へ行って診てもらうことが一般的と思われています。しかし、不妊症は夫婦カップルの病気であり、女性・男性を区別することなく夫婦を診ることを大切に診療を行っています。また、より質の高い医療の提供を行うために ISO9001を取得し、日々安全なシステムの構築と真の患者満足を具現化できるよう、スタッフが一丸となって不妊治療に取り組んでいます。

TEL 03-5245-4122

受付時間 午前 8：30～12：00 午後 13：30～16：30

診療日

	月	火	水	木	金	土	日	祝祭
午前	○	○	○	○	○	○※	―	○
午後	○	□	○	□	○	○※	―	―

□ 6F ART 診のみ火曜・木曜 13:30～18:00
※ 土曜日は 9:00～14:00、14:30～16:00

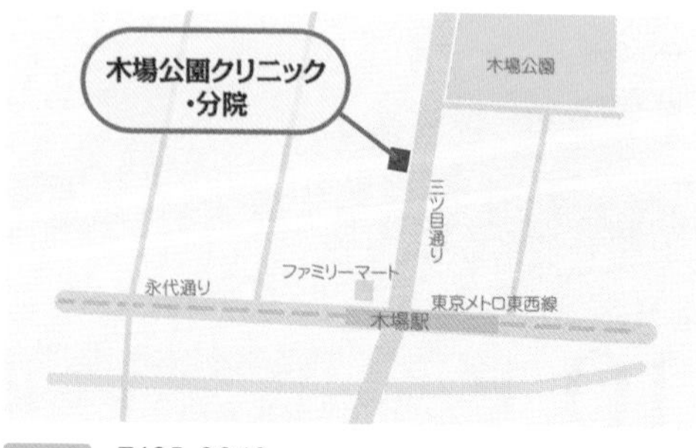

ADD 〒135-0042
東京都江東区木場2-17-13 亀井ビル
交通●東京メトロ東西線・木場駅3番出口より徒歩2分

治療のスタートは充実した勉強会から

治療を希望する夫婦のために自由参加（無料）のART説明会を月に2回定期開催。医師と看護師、培養士が治療の流れと方法、ポイントとなる採卵や胚移植の話、卵子や精子についてと不妊の原因、そして年齢と妊娠や妊娠率について、また治療にかかる費用など、患者さまが知りたいことと必要なことを、充実した内容で丁寧に説明しています。

男性不妊治療にも定評があり、夫婦ともに診療のできる不妊治療施設として、いち早く質の高い診療を築いてきました。

データからわかる診療のようす

体外受精の患者さまと一般不妊治療の患者さまは約半々で、いずれの治療方法においても確実に妊娠結果を出しています。妊娠率では3対2の割合で、体外受精の方が一般不妊治療を上回っています。体外受精での治療周期は、同月経周期に胚を戻す新鮮胚よりも、採卵以降の月経周期に凍結した胚を戻す凍結胚移植が多く、今後はさらにこの傾向は強まっていくと思います。

誘発方法は、アンタゴニスト法と低刺激法がメインでほぼ全体を占めていますが、ロング法、完全自然周期法も行っています。

得意とする診療

患者さまが体外受精を受ける原因で多いのは、男性側では乏精子症や無精子症で、女性側では卵巣機能不全や卵管閉塞、内膜症や機能性不妊（原因不明）です。これに対して、夫婦ともに診療できるメリットを活かし、男性不妊では大きな実績をベースに治療を行い、女性には個別卵巣刺激でOHSSを予防しながら安全で安心できる採卵、胚移植を行うこと、また全般に於いて心のケアにも細やかに配慮し、最善を尽くして結果を出すことが本来ある姿勢と考え、実践することです。

妊娠判定と妊娠の様子

患者さまの平均年齢は38歳で、最高齢は53歳とかなり高いのが現状です。男性に不妊原因がある場合、一般的に女性の年齢は若い傾向にあり、当院でも同様の傾向がみられますが、その中でも一定水準の妊娠率を誇ります。体外受精での妊娠判定は、初期胚移植をした場合には移植から14日後、胚盤胞移植で11日後に行い、妊娠後は8週まで診て産科に転院となります。

全症例、紹介状を書き、産科とは連絡がとれる状態ですので、安心して出産に臨んでください。

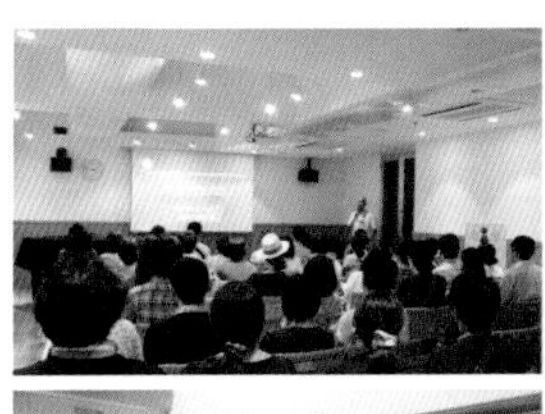
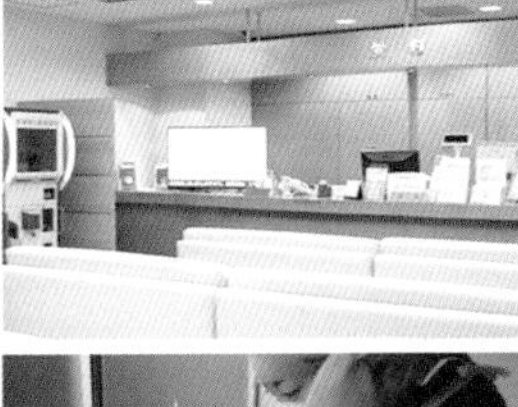
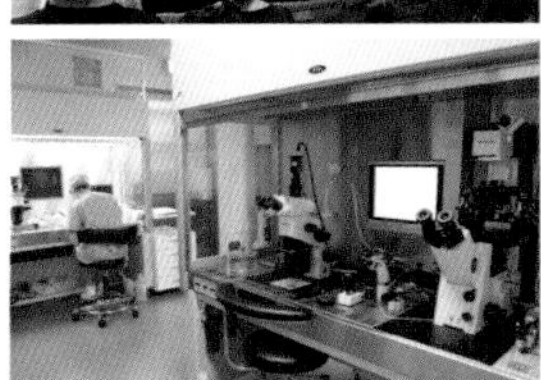
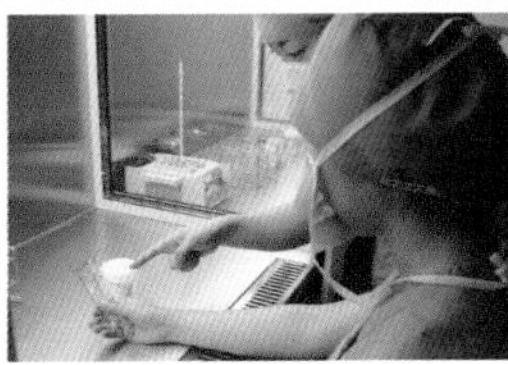
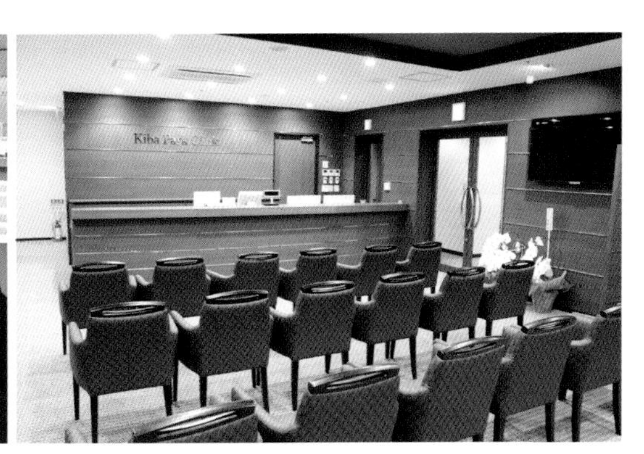

患者さんの通院距離
- ☑ 遠方が多い
- ☐ 近隣が多い

当院の患者さんで多い不妊原因
男性因子　卵管因子　排卵因子

妊娠までの平均移植回数
2.8回

患者さん平均年齢	37歳
患者さん最高齢	53歳

木場公園クリニック

体外受精の診療実績

スタッフ

医師	看護師	胚培養士	検査技師	相談スタッフ	事務
8人	8人	9人	4人	2人	8人

Stage

01 治療の状況

統計期間：2022年9月〜2023年8月

体外受精の治療における保険診療と自由診療の割合

自由診療 **25.9**％

保険診療 **74.1**％

移植胚の割合

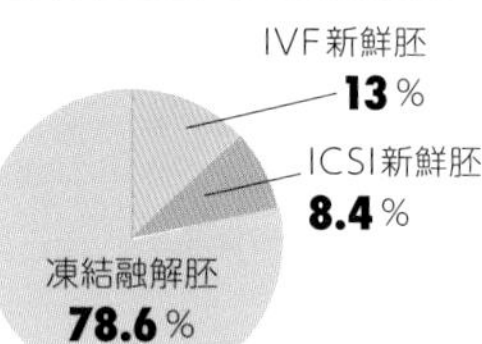

患者さんの治療結果

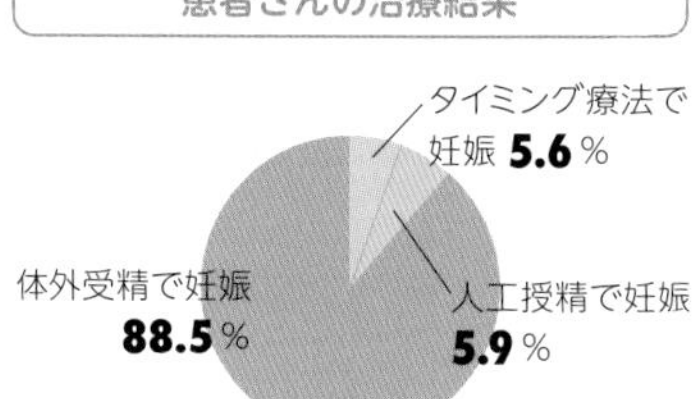

保険診療、自由診療別ART臨床妊娠率

保険診療 移植あたり **30.6**％

自由診療 移植あたり **33.0**％

ART患者さんの年齢割合

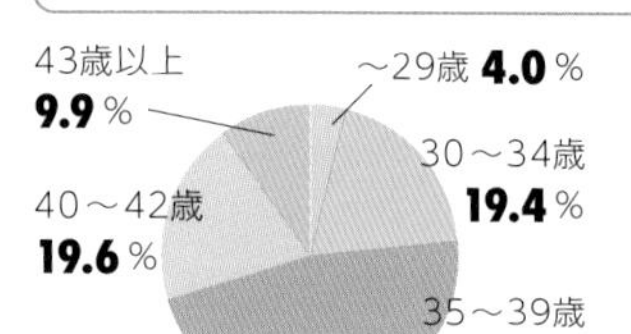

保険診療後に増えた年齢層

35〜39歳

体外受精を受ける患者さんの平均年齢

37.4歳

今までの治療実績

体外受精周期 24,915件（1999-2022年）

出産数 6,105人（2001-2022年）

最高齢出産 53歳

実施している受精方法

☑c-IVF ☑ICSI ☑スプリットICSI ☑レスキューICSI ☑IMSI ☑PICSI ☑SL-ICSI ☑PIEZO

c-IVF（通常媒精）、ICSI（顕微授精）、スプリットICSI（複数卵採卵出来た際、c-IVFとICSIのどちらの媒精も行う方法）、レスキューICSI（c-IVF後に未受精と判断した卵子に対する顕微授精）、IMSI（高倍率で精子を観察し、精子選別を行うICSI）、PICSI（ヒアルロン酸を用いて精子選別を行うICSI）、SL-ICSI（紡錘体を可視化し行うICSI）、PIEZO-ICSI（微細な振動により細胞破膜を行うICSI）

Stage

02 治療をはじめる前に

体外受精の説明について

形式	●WEBセミナー
説明スタッフ	●理事長
説明資料	●ARTについてのスライド、医師から指示された排卵誘発方法のスケジュール
日程	月／2回
コメント	WEBにてのセミナー　約1時間

相談窓口

形式など	●初診時、ステップアップ時
対応するスタッフ	●不妊相談士　●看護師

Stage
03 採精について

自宅採精
15 %

院内採精
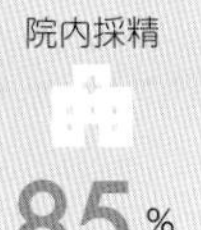
85 %

実施している精子回収術
TESE MD-TESE

精子回収術の場所の対応
自院対応・連携施設

Stage
04 採卵について

採卵時の麻酔	静脈麻酔（全麻含む）、局所麻酔、無麻酔
採卵時スタッフ	●医師 ●看護師 ●胚培養士 ●メディカルアシスタント
採卵後の休憩	約30～120分

Stage
05 培養室について

培養室の衛生管理と取り組み

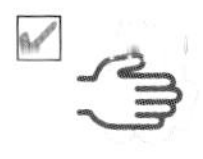
☑ 入室時の手洗い

☑ 専用衣服・帽子・マスクの着用

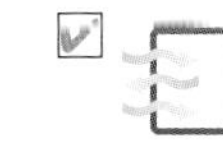
☑ 空調管理

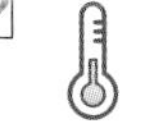
☑ インキュベーターなどの培養器の管理

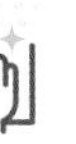
☑ 清掃や衛生

☑ 作業マニュアル（更新含む）

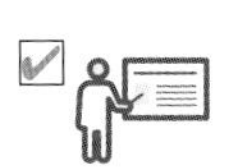
☑ 勉強会や検討会がある

☑ ミスが起きた時の対応はすぐにとれる

培養器

☑ 集合型 ☑ 個別型 ☑ タイムラプス型

培養室スタッフ

生殖補助医療培養士 9人　［管理責任者］長谷川 久隆

凍結保存

胚　射出精子　TESE MD-TESE 精子　未受精卵

［延長の連絡方法］窓口またはお電話

Stage
06 胚移植について

移植胚の状態

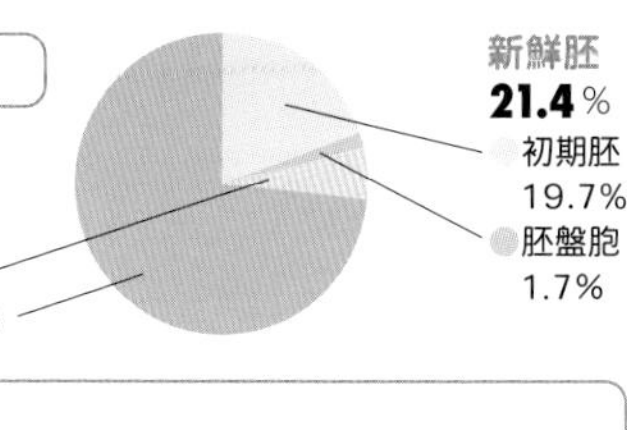

黄体管理（薬剤）

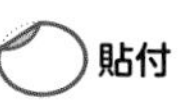
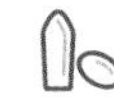
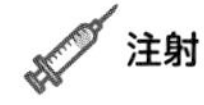
服薬　貼付　膣剤　注射

移植胚の選択

☑ グレードの高いものから
☐ グレードが低くても選ぶ
☐ その他（　　　　）

Stage
07 胚移植について

妊娠判定はいつ？	4週
分娩施設への紹介状	100 %書いている

Stage
08 転院時の移送と受け入れ

移送ができるもの

胚　射出精子　TESE MD-TESE 精子　未受精卵

受け入れができるもの

胚　射出精子　TESE MD-TESE 精子　未受精卵

移送するのは　☑ 患者自身　☑ 移送業者

Stage
09 保険診療対象外の患者さんについて

（ケースとして多いのは？）

☑ 自由診療で体外受精を続ける
☐ 一般不妊治療を続ける
☐ 治療を辞める
☐ その他（　　　　）

Stage
10 取り扱いのある診療について

☑ PICSI	☑ EMMA／ALICE	☑ タクロリムス投与療法	☑ マイクロ流体技術を用いた精子選別
☑ IMSI	☑ 子宮内フローラ検査	☑ PGT	☐ その他
☑ タイムラプス	☑ 子宮内膜スクラッチ	PRP（☑ 卵巣 ☑ 子宮）	
☑ ERA	☑ SEET法	☑ 不育症検査	
☑ ERPeak	☑ 二段階移植法	☑ 不育症治療	

峯レディースクリニック

不妊症・不育症のご夫婦に寄り添い、ともに歩んでゆくクリニックです。目指すのは、出産後に皆さまの幸せな家族生活があることです。そしてそのために一生懸命に治療に励めることが幸せです。

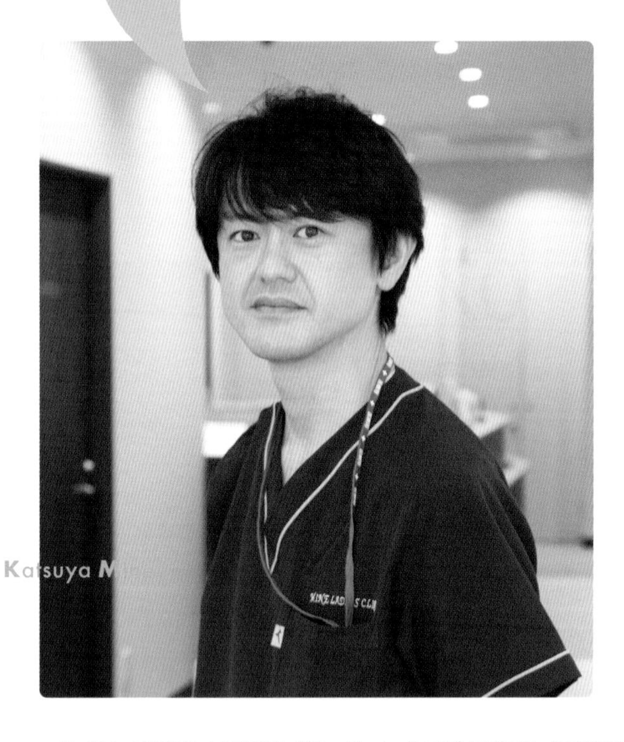

峯 克也 院長

日本医科大学医学部卒業
日本医科大学大学院女性生殖発達病態学卒業
日本医科大学産婦人科学教室　病院講師・生殖医療主任歴任

［資格］

- 医学博士（2007年 日本医科大学大学院）
- 日本産科婦人科学会認定産婦人科専門医
- 日本生殖医学会認定生殖医療専門医
- 日本人類遺伝学会認定臨床遺伝専門医

主な連携・紹介施設など

健診・分娩施設：日本医科大学武蔵小杉病院、国立病院機構東京医療センター、厚生中央病院　など
婦人科検査・外科：日本医科大学武蔵小杉病院、国立病院機構東京医療センター、厚生中央病院、東京共済病院　など
内科系疾患：日本医科大学武蔵小杉病院、国立病院機構東京医療センター、厚生中央病院、東京共済病院　など
助成金行政窓口：目黒区役所、お住まいの地域の役所・保健所

タイミング療法や人工授精などの一般不妊治療から、体外受精、顕微授精などの高度生殖補助医療に至るまで最善の治療を提供いたします。高齢妊娠に不安を抱くご夫婦には、臨床遺伝専門医として遺伝カウンセリングを行い不安の軽減に努めます。

不育症の診断および治療が可能なクリニックとして、流産症例の原因検索や、妊娠初期からのテンダーラビングケア、アスピリン・ヘパリン療法などの流産予防に積極的に取り組んでおります。

TEL 03-5731-8161

受付時間 午前 8：30～11：00　午後 15：00～18：00

診療時間 午前 8：30～11：00　午後 15：00～18：00

	月	火	水	木	金	土	日	祝祭
午前	○	○	○	○	○	○	―	―
午後	○	○	○	○	―	―	―	―

※ 休診中も当院から指示した方の処置は実施

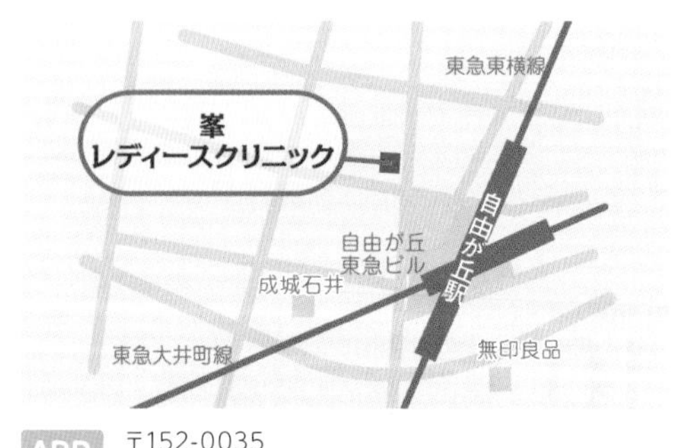

ADD 〒152-0035
東京都目黒区自由が丘2-10-4 ミルシェ自由が丘4F
交通● 東急東横線・大井町線自由が丘駅徒歩30秒

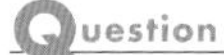

Question 初めて受診するときは夫も一緒の方が良いですか？

Answer 医師や看護師からの説明もご一緒に聞いていただけますし、治療もスムーズに進むと思いますので、ご都合が合えばぜひご一緒にお越しください。

患者さまに慕われる医療の場を

当院の胚培養士は、生殖補助医療胚培養士の資格を取得しており、レスキューICSIやカルシウムイオノフォアによる卵子活性化なども積極的に行っております。先進医療も積極的に取り入れており、より良い環境で受精卵を育てるタイムラプス胚培養、ヒアルロン酸を用いた生理学的精子選択術（PICSI法）、子宮内膜受容能検査（ERA）、子宮内細菌叢検査（EMMA/ALICE検査）を保険診療での体外受精に組み込んで行うことが可能となっております。また、日本産科婦人科学会より着床前遺伝学的検査（PGT-A・SR）の施設承認を取得しており、より有益な治療を患者さまに提供することを日々目指しております。

体外受精説明動画を作成いたしました

新型コロナウイルスなどの感染拡大防止と、患者さまのプライバシーを配慮し、集団での説明会は廃止いたしました。ネットでの動画閲覧あるいはオンライン診療による個別説明にて、体外受精の説明を行っております。当院オリジナルの説明冊子も配布しております。どちらも繰り返しご覧いただけます。ご不明な点や疑問点は診療時に遠慮なくご質問ください。

採卵時のようす

採卵にあたっては、ホルモン値、AMH値、患者年齢、治療歴からを総合して計画を立てていきます。誘発方法は、卵巣の機能や患者さまの希望に応じて、低刺激から高刺激までさまざまな方法を行う体制を整えております。採卵までは4～5回の通院が必要となります。採卵当日は、看護師の声掛けがあり、緊張をほぐすことに努めております。希望に応じて麻酔を使用しております。

胚移植から妊娠判定、不育症まで

当院では受精卵を胚盤胞まで培養し、すべて凍結したのちに移植する全胚凍結融解胚盤胞移植をお勧めしております。新鮮胚移植に比べますと、妊娠判定まで少々お時間を頂戴することになりますが、妊娠率は凍結融解胚盤胞移植がどの年代でも最も高いことが知られております。急がば回れとなりますが、せっかくの受精卵ですので、より良い環境に子宮を整え移植を行っております。不妊治療では、妊娠判定が出ても安心していられない面があります。それは流産もよく起こるからです。また、流産を繰り返す不育症もあります。不育症についても専門的に診察・検査、治療をすることが可能です。

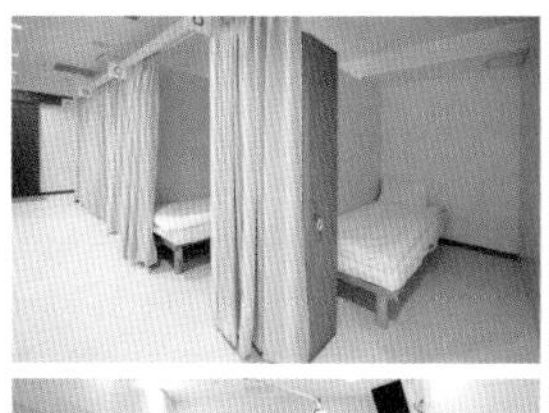
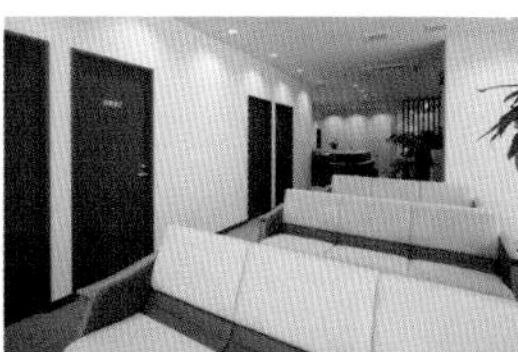
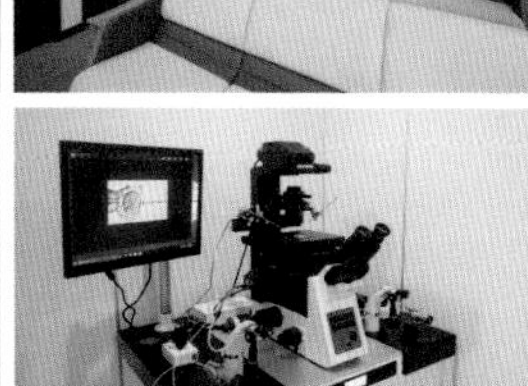
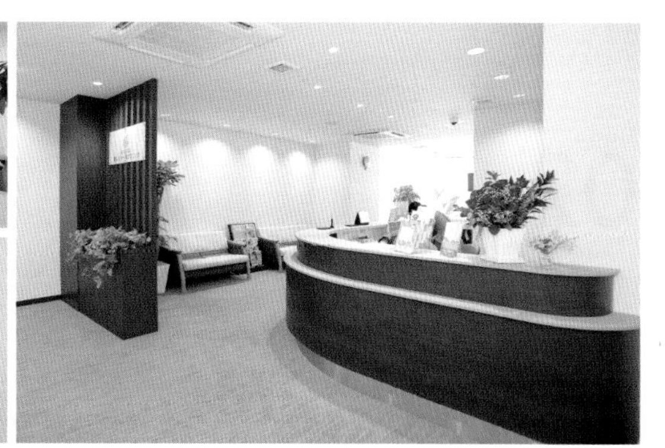

患者さんの通院距離

- □ 遠方が多い
- ☑ 近隣が多い

当院の患者さんで多い不妊原因

原因不明 / 男性因子 / 子宮内膜症

妊娠までの平均移植回数

2.1回

患者さん平均年齢 34.9歳

患者さん最高齢 48歳

峯レディースクリニック

体外受精の診療実績

スタッフ

医師	看護師	胚培養士	検査技師	相談スタッフ	事務
3人	6人	5人	0人	0人	6人

Stage 01 治療の状況

統計期間：2022年9月〜2023年8月

体外受精の治療における保険診療と自由診療の割合

自由診療 **11.4**％

保険診療 **88.6**％

移植胚の割合

ICSI新鮮胚 **0**％

IVF新鮮胚 **0**％

凍結融解胚 **100**％

患者さんの治療結果

タイミング療法で妊娠 **15**％

人工授精で妊娠 **16**％

体外受精で妊娠 **69**％

保険診療、自由診療別ART臨床妊娠率

保険診療 移植あたり **50.1**％

自由診療 移植あたり **55**％

ART患者さんの年齢割合

〜29歳 **4.4**％

30〜34歳 **32.3**％

35〜39歳 **42.0**％

40〜42歳 **19.3**％

43歳以上 **2.0**％

保険診療後に増えた年齢層 30〜34歳以下

体外受精を受ける患者さんの平均年齢 36.8歳

今までの治療実績

体外受精周期 1,912件

出産数 618人

最高齢出産 46歳

実施している受精方法

- [x] c-IVF
- [x] ICSI
- [ ] スプリットICSI
- [x] レスキューICSI
- [ ] IMSI
- [x] PICSI
- [ ] SL-ICSI
- [ ] PIEZO

c-IVF（通常媒精）、ICSI（顕微授精）、スプリットICSI（複数卵採卵出来た際、c-IVFとICSIのどちらの媒精も行う方法）、レスキューICSI（c-IVF後に未受精と判断した卵子に対する顕微授精）、IMSI（高倍率で精子を観察し、精子選別を行うICSI）、PICSI（ヒアルロン酸を用いて精子選別を行うICSI）、SL-ICSI（紡錘体を可視化し行うICSI）、PIEZO-ICSI（微細な振動により細胞破膜を行うICSI）

Stage 02 治療をはじめる前に

体外受精の説明について

形式	●個別説明　●動画配信
説明スタッフ	●医師　●看護師　●胚培養士
説明資料	●動画
日程	WEB閲覧のため随時
コメント	体外受精の説明は、オリジナルの冊子と、WEBよりご覧いただける動画にて行っております。ご覧いただいた後のご不明な点やご質問は、遠慮なく診察の際にお聞きください。

相談窓口

形式など	●面談　●オンライン
対応するスタッフ	●医師　●看護師　●胚培養士

Stage 03 採精について

自宅採精	院内採精
100%	0%

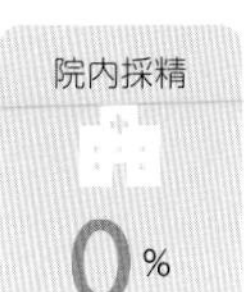

実施している精子回収術
—

精子回収術の場所の対応
—

Stage 04 採卵について

採卵時の麻酔	静脈麻酔（全麻含む）、無麻酔
採卵時スタッフ	●医師　●看護師　●胚培養士
採卵後の休憩	約90～120分

Stage 05 培養室について

培養室の衛生管理と取り組み

☑ 入室時の手洗い

☑ 専用衣服・帽子・マスクの着用

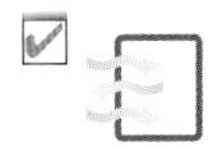

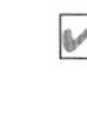

☑ 空調管理

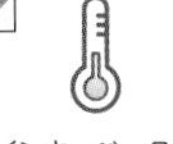

☑ インキュベーターなどの培養器の管理

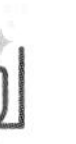

☑ 清掃や衛生

☑ 作業マニュアル（更新含む）

☑ 勉強会や検討会がある

☑ ミスが起きた時の対応はすぐにとれる

培養器

☑ 集合型　☑ 個別型　☑ タイムラプス型

培養室スタッフ

専任培養士 5人　［管理責任者］山本太陽

凍結保存

胚　射出精子　TESE MD-TESE 精子　未受精卵

［延長の連絡方法］受診（オンライン受診も可）

Stage 06 胚移植について

移植胚の状態

新鮮胚 0%

凍結胚 100%　初期胚 0%　胚盤胞 100%

黄体管理（薬剤）

服薬

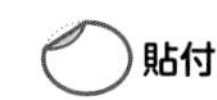

貼付

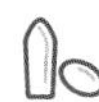

腟剤

移植胚の選択

☑ グレードの高いものから
☐ グレードが低くても選ぶ
☐ その他（　　　　）

Stage 07 胚移植について

妊娠判定はいつ？	4週
分娩施設への紹介状	100%書いている

Stage 08 転院時の移送と受け入れ

移送ができるもの

胚　射出精子　TESE MD-TESE 精子　未受精卵

受け入れができるもの

胚　射出精子　TESE MD-TESE 精子　未受精卵

移送するのは　☑ 患者自身　☑ 移送業者

Stage 09 保険診療対象外の患者さんについて

（ケースとして多いのは？）

☑ 自由診療で体外受精を続ける
☐ 一般不妊治療を続ける
☐ 治療を辞める
☐ その他（　　　　）

Stage 10 取り扱いのある診療について

☑ PICSI	☑ EMMA／ALICE	☐ タクロリムス投与療法	☑ マイクロ流体技術を用いた精子選別
☐ IMSI	☐ 子宮内フローラ検査	☑ PGT	☐ その他
☑ タイムラプス	☐ 子宮内膜スクラッチ	PRP（☐ 卵巣 ☑ 子宮）	
☑ ERA	☐ SEET法	☑ 不育症検査	
☐ ERPeak	☐ 二段階移植法	☑ 不育症治療	

明大前アートクリニック

**望んでいることは同じでも、それぞれに必要な治療は違う。
それに応えるため、ご夫婦に寄り添った不妊治療を提案・提供します。**

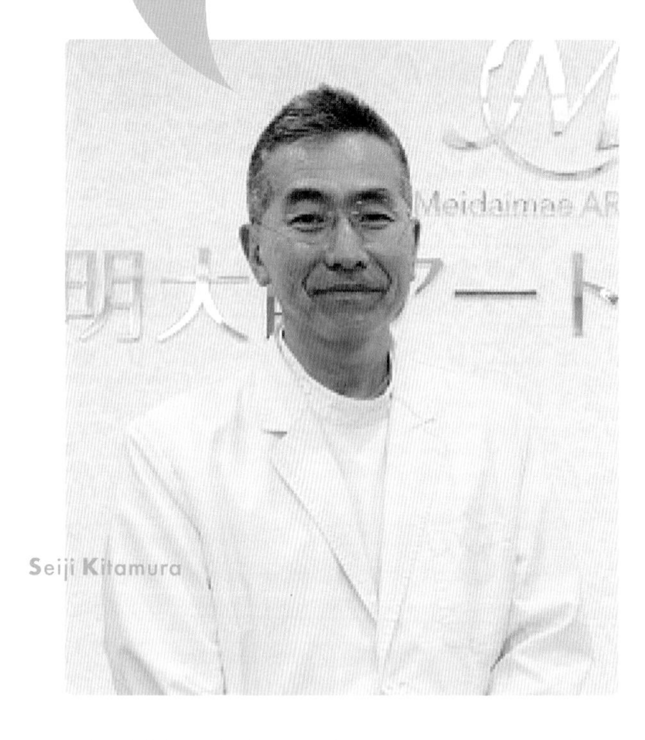

Seiji Kitamura

北村 誠司 院長

1987年　慶應義塾大学医学部卒業
1990年　同大学産婦人科ＩＶＦチームに入る
1993年　荻窪病院に入職　同産婦人科部長を経て
2008年　虹クリニック院長
2018年　明大前アートクリニック開設 院長

［資格］
- 日本産科婦人科学会認定産婦人科専門医
- 日本生殖医学会認定生殖医療専門医
- 日本産科婦人科内視鏡学会評議員
- 日本受精着床学会評議員

主な連携・紹介施設など

健診・分娩施設：久我山病院　荻窪病院　青木産婦人科　東京衛生アドベンチスト病院
婦人科検査・外科：荻窪病院　久我山病院　河北総合病院　HMレディースクリニック銀座　赤枝医院
内科系疾患：荻窪内科クリニック　伊藤病院　調布ステーションクリニック
泌尿器科：荻窪病院　つじクリニック

当院の理念は、ご夫婦お二人に寄り添い、できる限りのことを行っていくことです。ご夫婦に最適な治療を提案させていただいた上で、じっくりとお二人のお話を聞き、納得のいく治療を選んでいただくことができます。経験豊富な院長が診療を行っているので、方針がぶれることもありません。先進医療にも積極的に取り組んでいます。皆さまの笑顔のために。

TEL 03-3325-1155

電話受付時間 午前 9：00～12：30　午後 15：30～20：00

診療時間 午前 9：30～12：30　午後 15：30～18：00
夜 18：00～20：00

	月	火	水	木	金	土	日	祝祭
午前	○	○	○	○	○	△	―	―
午後	○	○	○	○	○	△	―	―
夜	○		○		○			

△9：00～12：00／14：30～17：00

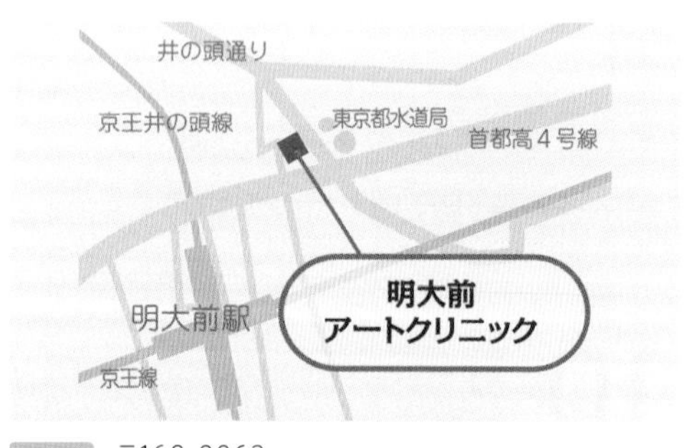

ADD 〒168-0063
東京都杉並区和泉2-7-1甘酒屋ビル2F
交通● 京王線・京王井の頭線 明大前駅より徒歩5分

Question
男性の検査だけ受けることはできますか？

Answer
可能です。精液の基本的な検査のほかに、併せて実施できるオプションもあります。詳しくはホームページの妊活スタートドックよりご確認ください。

得意とする診療

20代から40代50代の方まで、多くの患者さまを診させていただいています。お一人おひとりのお気持ちを大切にした治療計画はもちろん、確かな知識と経験から苦痛の少ない治療で好評を得ています。辛いと言われることが多い、子宮卵管造影検査も、多くの方が少ない負担で検査を終えています。内診が困難な方でも工夫をして治療が可能となっています。ゾンデなど挿入が困難な方も、子宮鏡下での胚移植や人工授精も行っています。安心して、検査・治療を受けていただくことができます。

男性不妊外来

受診していただいたご夫婦のご主人さまには、精液検査をしていただいています。2回の検査で結果が思わしくない場合は、男性不妊外来の受診をお勧めしています。担当するのは、泌尿器科で生殖医療専門医の大橋医師です。問診・視診・触診で、ご主人を総合的に診させていただきます。女性と違い、男性は婦人科のように妊孕性に関わる診療を受ける機会がないように思われます。この機会に専門医に診察を受けることは、とても意味があるのではと考えます。精子DFI検査(精子のDNA損傷を調べる検査)を受けていただくこともできます。

説明会について

体外受精説明会は、院内で開催する対面のものと、WEBで視聴するものから選んでいただくことができます。対面のものは簡単な個別相談もできること、WEBはご夫婦でいつでも視聴できるという利点があるかと思います。またそのほかに、毎回テーマを変えながら行うオンラインセミナー＆質問会、不妊治療の基礎知識が分かる妊活スタートセミナーも行っています。オンラインセミナー＆質問会では皆さまの様々な疑問にお答えしています。セミナー中に質問も受けています。

初診の前に

初診の前に、妊活スタートドックを受けていただくことをお勧めしています。女性用と男性用があります。女性用には妊娠・出産に欠かせない検査やエコー・内診などが含まれています。男性用は、感染症や精液検査などです。妊活スタートを迷っている方も入籍前の方も受けていただくこともできます。検査後の初診は、保険で受診が可能です。ご予約は、お電話とWEBからしていただけます。ドックを受けずに初診を受けることも可能となっています。

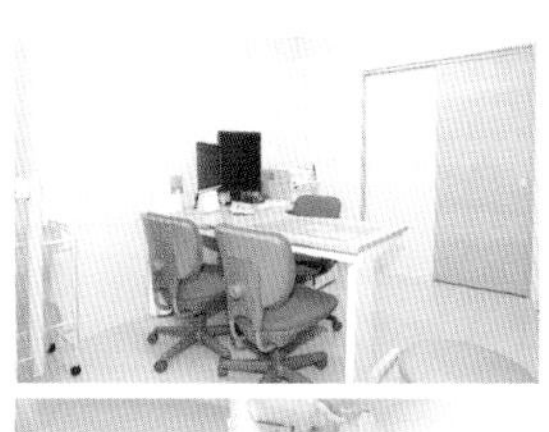
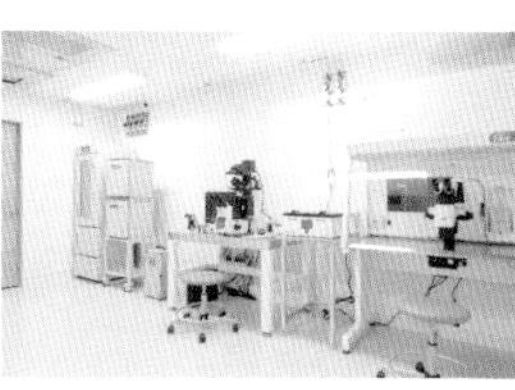
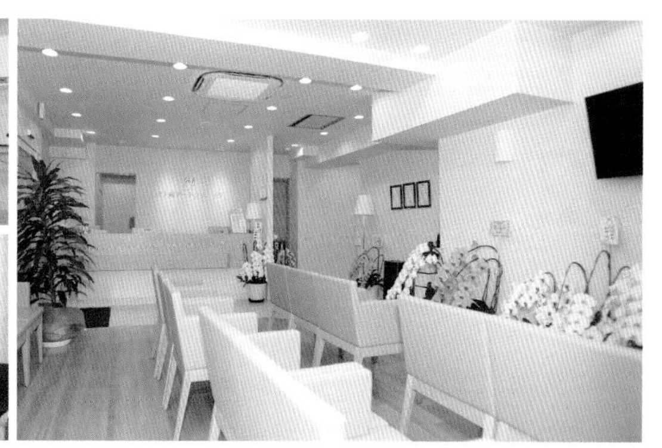
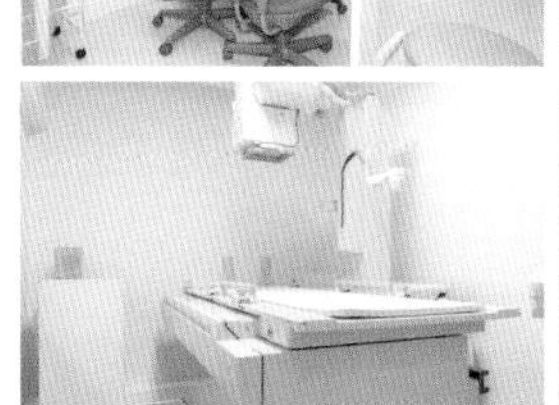
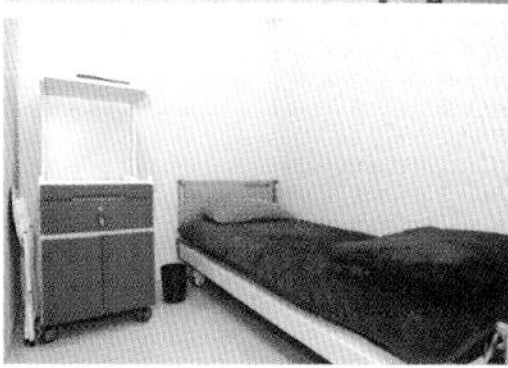

患者さんの通院距離

- ☐ 遠方が多い
- ☑ 近隣が多い

当院の患者さんで多い不妊原因

男性因子 / 高齢 / 卵巣予備能低下

妊娠までの平均移植回数

2.3回

患者さん平均年齢 35.5歳

患者さん最高齢 55歳

明大前アートクリニック

体外受精の診療実績

スタッフ

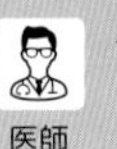
1人 医師

6人 看護師

4人 胚培養士

0人 検査技師

1人 相談スタッフ

3人 事務

Stage 01 治療の状況

統計期間：2023年1月～2023年12月

体外受精の治療における保険診療と自由診療の割合

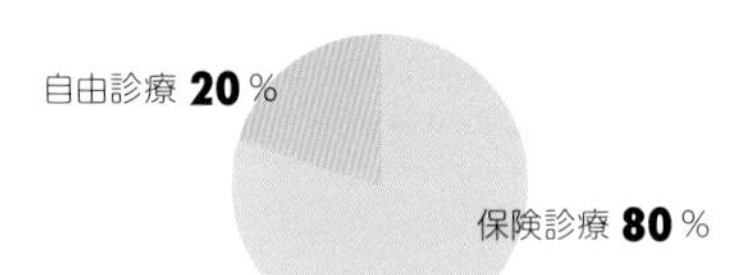

移植胚の割合

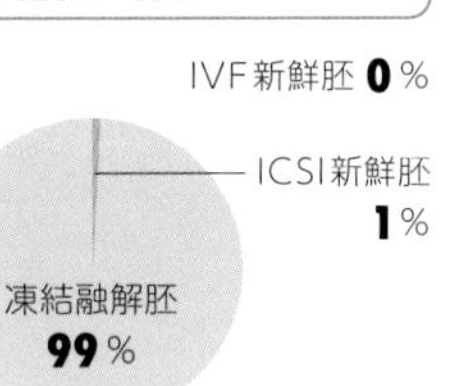

患者さんの治療結果

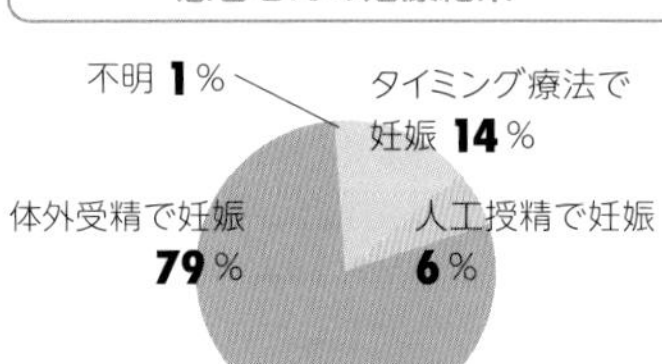

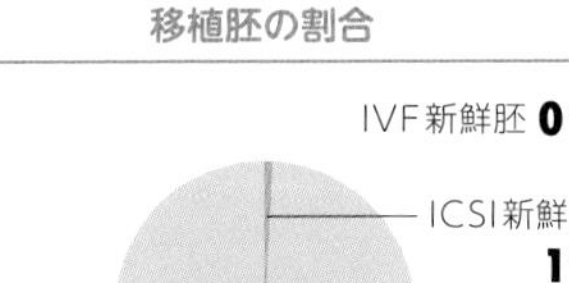

保険診療、自由診療別ART臨床妊娠率

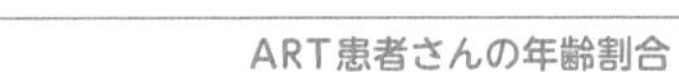

保険診療 移植あたり	43％
自由診療 移植あたり	39％

ART患者さんの年齢割合

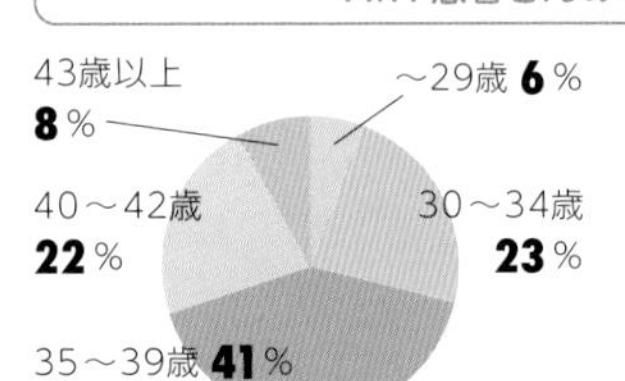

保険診療後に増えた年齢層 35～39歳

体外受精を受ける患者さんの平均年齢 36.0歳

今までの治療実績

体外受精周期 1,096件

出産数 256人

最高齢出産 44歳

実施している受精方法

- ☑ c-IVF
- ☑ ICSI
- ☑ スプリットICSI
- ☐ レスキューICSI
- ☐ IMSI
- ☑ PICSI
- ☐ SL-ICSI
- ☑ PIEZO

c-IVF（通常媒精）、ICSI（顕微授精）、スプリットICSI（複数卵採卵出来た際、c-IVFとICSIのどちらの媒精も行う方法）、レスキューICSI（c-IVF後に未受精と判断した卵子に対する顕微授精）、IMSI（高倍率で精子を観察し、精子選別を行うICSI）、PICSI（ヒアルロン酸を用いて精子選別を行うICSI）、SL-ICSI（紡錘体を可視化し行うICSI）、PIEZO-ICSI（微細な振動により細胞破膜を行うICSI）

Stage 02 治療をはじめる前に

体外受精の説明について

形式	●個別説明 ●集団説明 ●動画配信
説明スタッフ	●医師 ●胚培養士
説明資料	●専用書類 ●動画
日程	毎月第3土曜日　17：00～
コメント	動画希望の方はメールにてお申し込みいただいています。

相談窓口

形式など	●面談
対応するスタッフ	●医師 ●看護師 ●胚培養士

Stage 03 採精について

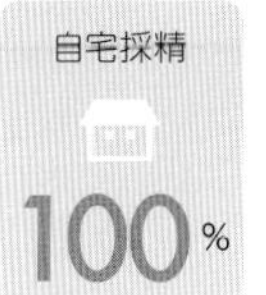
自宅採精 100%

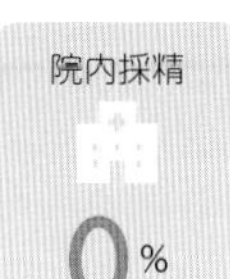
院内採精 0%

実施している精子回収術
TESE MD-TESE

精子回収術の場所の対応
連携施設

Stage 04 採卵について

採卵時の休憩	静脈麻酔（全麻含む）、局所
採卵時スタッフ	●医師 ●看護師 ●胚培養士
採卵後の休憩	約120分

Stage 05 培養室について

培養室の衛生管理と取り組み

☑ 入室時の手洗い

☑ 専用衣服・帽子・マスクの着用

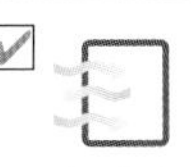
☑ 空調管理

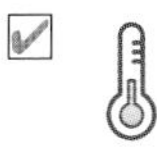
☑ インキュベーターなどの培養器の管理

☑ 清掃や衛生

☑ 作業マニュアル（更新含む）

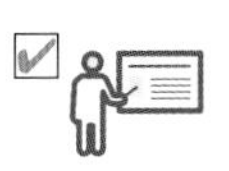
☑ 勉強会や検討会がある

☑ ミスが起きた時の対応はすぐにとれる

培養器

☑ 集合型 ☑ 個別型 ☑ タイムラプス型

培養室スタッフ

専任培養士 4人 ［管理責任者］脇坂杏奈

凍結保存

胚 射出精子 TESE MD-TESE 精子 未受精卵

［延長の連絡方法］電話、ハガキ

Stage 06 胚移植について

移植胚の状態

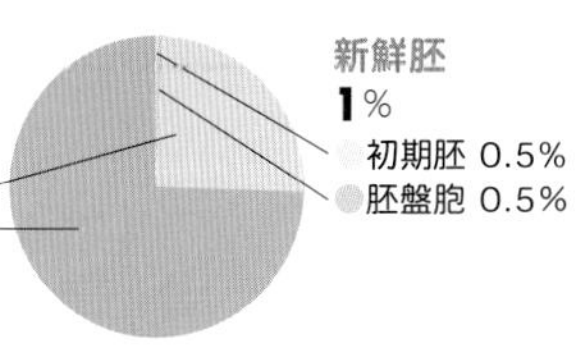

黄体管理（薬剤）

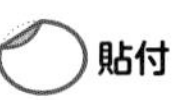
服薬

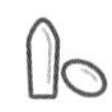
貼付

膣剤

移植胚の選択

☑ グレードの高いものから
☐ グレードが低くても選ぶ
☐ その他（ ）

Stage 07 胚移植について

妊娠判定はいつ？	4週
分娩施設への紹介状	100%書いている

Stage 08 転院時の移送と受け入れ

移送ができるもの

胚 射出精子 TESE MD-TESE 精子 未受精卵

受け入れができるもの

胚 射出精子 TESE MD-TESE 精子 未受精卵

移送するのは ☑ 患者自身 ☑ 移送業者

Stage 09 保険診療対象外の患者さんについて

（ケースとして多いのは？）

☑ 自由診療で体外受精を続ける
☐ 一般不妊治療を続ける
☐ 治療を辞める
☐ その他（ ）

Stage 10 取り扱いのある診療について

☑ PICSI	☐ EMMA／ALICE	☑ タクロリムス投与療法	☐ マイクロ流体技術を用いた精子選別
☐ IMSI	☑ 子宮内フローラ検査	☑ PGT	☑ その他
☑ タイムラプス	☑ 子宮内膜スクラッチ	PRP（☐ 卵巣 ☐ 子宮）	・PFC-FD（卵巣・子宮）
☑ ERA	☑ SEET法	☐ 不育症検査	・子宮鏡下胚移植 ・G-CSF
☐ ERPeak	☑ 二段階移植法	☐ 不育症治療	・子宮鏡下人工授精

神奈川レディースクリニック

不妊・不育症の方を対象に、検査から体外受精までをしっかり行い、患者さまのニーズとペースに合わせた治療で、多くの出産を刻んでいます。

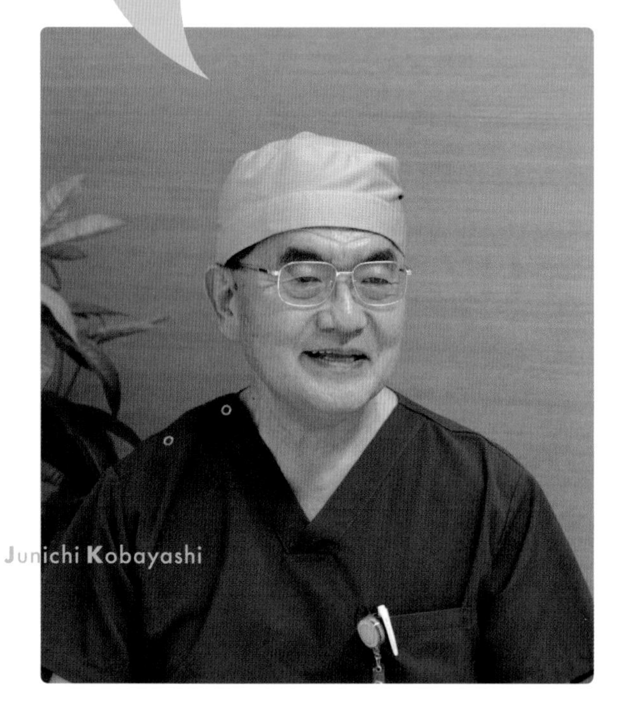

小林 淳一 理事長

1981年 慶応義塾大学医学部卒業
同産婦人科学教室入局
1987年 済生会神奈川県病院にて
IVF・不育症を担当
1997年 新横浜母と子の病院にて不妊不育
IVFセンターを開設
2003年 神奈川レディースクリニック開業

［資格］
- 医学博士
- 日本産科婦人科学会認定産婦人科専門医
- 母体保護法指定医

主な連携・紹介施設など

健診・分娩施設：けいゆう病院、済生会横浜市東部病院、横浜市立市民病院、横浜労災病院、横浜市立大学附属病院など
婦人科検査・外科：けいゆう病院、済生会横浜市東部病院、横浜市立市民病院、横浜労災病院、横浜市立大学附属病院など
内科系疾患：横浜労災病院、横浜市立大学附属病院など

開院から20年が経過し、医療技術の進歩・新しい機器の導入、また2022年から不妊治療の保険診療導入など、かなりこの分野も変化しております。長年の経験を活かし、患者さまに寄り添う気持ちでさらに努力を続け、皆さまのご期待に沿えるよう職員一同励んでまいります。

TEL 045-290-8666

受付時間 午前 8：30～12：30 午後 14：00～19：00

診療日

	月	火	水	木	金	土	日	祝祭
午前	○	○	○	○※	○	△	△	△
午後	○	○	□	○※	○	―	―	―

△ 土・日(第2・第4)・祝日の午前は8:30～12:00、午後休診
□ 水曜午後は14:00～19:30
○※ 木曜、第1・第3・第5日曜の午前は予約制

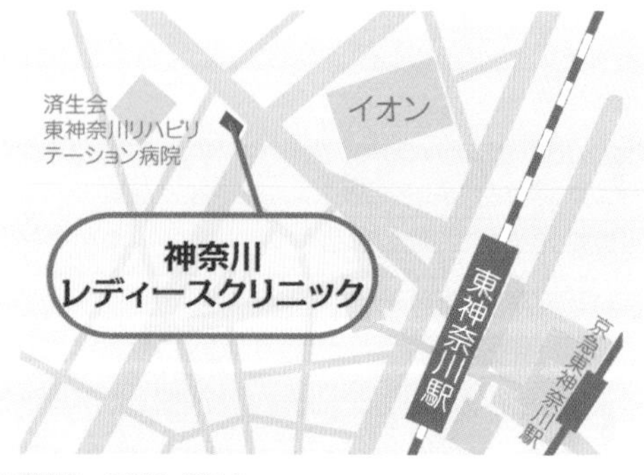

ADD 〒221-0822
横浜市神奈川区西神奈川1-11-5 ARTVISTA横浜ビル
交通 ● JR東神奈川駅徒歩5分、東急東白楽駅徒歩7分、京急東神奈川駅徒歩8分

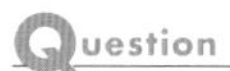

Question ステップアップのタイミング
Answer ルーティン検査の上、タイミング療法または人工授精より治療に入ります。年齢と原因、AMHの値によっては早めにIVFに入ります。

地域に根差し、信頼されるART施設

不妊治療専門施設として、ART全般を中心に20年以上にわたり、横浜・東神奈川の地で診療を続けてきました。年間約2300名の患者さまが横浜近郊のみならず、県外からも多く通われています。近年では、二人目・三人目の妊娠を目指す方や、遠方へ転居後も再び通院される方も増えています。

仕事と治療の両立を無理なく続けられるように、平日は19時まで、土日祝日の診療も行っており、年間通してほぼ休診なし…を20年変わらず継続しています。

得意とする診療

ART全般（体外受精・顕微受精・胚移植・胚凍結）。当院の特徴は、不育症・着床不全の治療までを継続して行っていることです。特にPGT-Aは積極的に導入しており、検査結果を踏まえての胚移植、また良好胚が得られなかった場合のカウンセリング（遺伝外来）も大切にしています。着床不全に対しては、子宮内膜の環境を整えるための検査・治療を多数導入しております。

中でも硬性子宮鏡モルセレーションシステムTruClear™を用いた子宮鏡下子宮内膜ポリープ切除術を取り入れ、お身体への負担をより少なく、次の治療へ臨むことができます。

採卵から胚移植まで

年間採卵件数約2300件・胚移植約3000件を行っています。患者さまの背景や年代も多様性してきている中、保険適用の方、自費診療の方、反復不成功で採卵を繰り返す方、それぞれの方にとって『今必要なことは何か』を考え、最適な方法で治療を行えるように最大限の努力を心掛けております。採卵周期スタートから卵巣刺激・採卵・胚移植までを原則同じ医師が担当することにより、治療方針に一貫性を保つことができます。生殖医療専門医・学会認定の胚培養士等が、最新の知識と技術を提供すべく日々研鑽を続けています。

患者さまに慕われる医療の場を

初診でいらっしゃる患者さまは、皆さん緊張や不安な面持ちで診察を待っています。そんな緊張を少しでも和らげ、初対面の医師ともスムーズにお話ができるように、不妊カウンセラーが診察前にお話を伺う時間を設けています。さらに、通院中に生じる様々な疑問や心配事に対応する『カウンセリング』や卵子・精子・受精後の胚について等を個別にご説明する『培養士外来』もあります。あらゆる場面で患者さまのお気持ちに寄り添った医療が提供できるように準備しています。

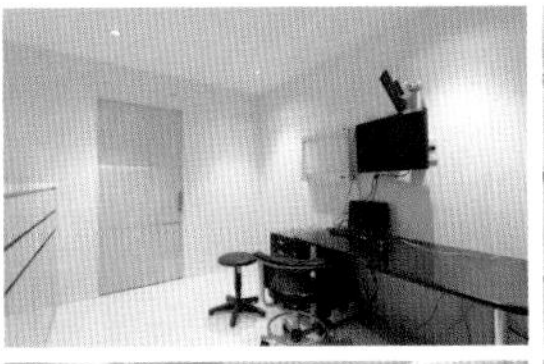
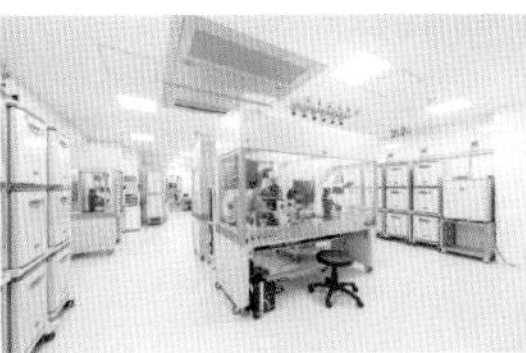
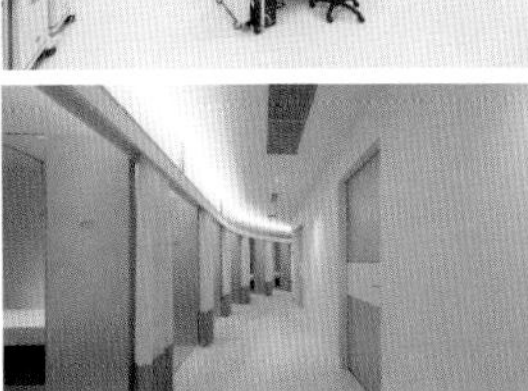
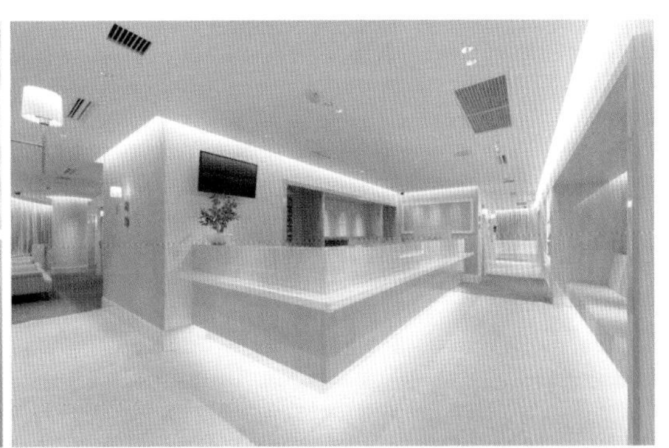

患者さんの通院距離

- ☑ 遠方が多い
- ☑ 近隣が多い

当院の患者さんで多い不妊原因

原因不明　男性因子　高齢

妊娠までの平均移植回数

6.1 回

患者さん平均年齢 35 歳

患者さん最高齢 54 歳

神奈川レディースクリニック

体外受精の診療実績

スタッフ

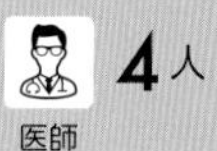

医師	看護師	胚培養士	検査技師	相談スタッフ	事務
4人	25人	13人	1人	10人	13人

Stage 01 治療の状況

統計期間：2022年9月～2023年8月

体外受精の治療における保険診療と自由診療の割合

自由診療 **30.1**％

保険診療 **69.9**％

移植胚の割合

IVF新鮮胚 **2.0**％

ICSI新鮮胚 **5.5**％

凍結融解胚 **92.5**％

患者さんの治療結果

タイミング療法で妊娠 **20**％

人工授精で妊娠 **10**％

体外受精で妊娠 **70**％

保険診療、自由診療別ART臨床妊娠率

保険診療 移植あたり **47.7**％

自由診療 移植あたり **30.4**％

ART患者さんの年齢割合

～29歳 **2.8**％

30～34歳 **16.7**％

35～39歳 **30.9**％

40～42歳 **25.9**％

43歳以上 **23.7**％

保険診療後に増えた年齢層 35～39歳

体外受精を受ける患者さんの平均年齢 37.5歳

今までの治療実績

体外受精周期 24,859件（2011-2022年）

出産数 7212人（2011-2022年）

最高齢出産 48歳

実施している受精方法

☑c-IVF ☑ICSI ☑スプリットICSI ☑レスキューICSI ☑IMSI ☐PICSI ☑SL-ICSI ☑PIEZO

c-IVF（通常媒精）、ICSI（顕微授精）、スプリットICSI（複数卵採卵出来た際、c-IVFとICSIのどちらの媒精も行う方法）、レスキューICSI（c-IVF後に未受精と判断した卵子に対する顕微授精）、IMSI（高倍率で精子を観察し、精子選別を行うICSI）、PICSI（ヒアルロン酸を用いて精子選別を行うICSI）、SL-ICSI（紡錘体を可視化し行うICSI）、PIEZO-ICSI（微細な振動により細胞破膜を行うICSI）

Stage 02 治療をはじめる前に

体外受精の説明について

形式	●動画配信
説明スタッフ	●医師 ●看護師 ●胚培養士
説明資料	●専用書類 ●動画
日程	WEB配信のため随時
コメント	動画視聴をご希望の方には随時ご案内しております。

相談窓口

形式など	●面談 ●オンライン
対応するスタッフ	●医師 ●看護師 ●胚培養士

Stage 03 採精について

自宅採精	院内採精
70%	30%

実施している精子回収術
TESE MD-TESE

精子回収術の場所の対応
自院対応・連携施設

Stage 04 採卵について

採卵時の麻酔	静脈麻酔（全麻含む）、局所、無麻酔
採卵時スタッフ	● 医師 ● 看護師 ● 胚培養士
採卵後の休憩	約 60〜120 分

Stage 05 培養室について

培養室の衛生管理と取り組み

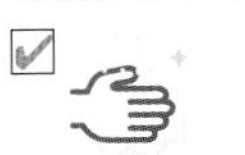
☑ 入室時の手洗い

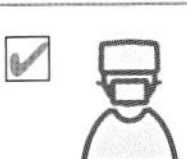
☑ 専用衣服・帽子・マスクの着用

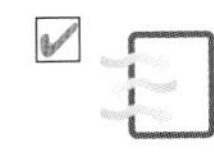
☑ 空調管理

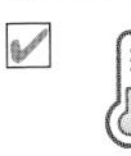
☑ インキュベーターなどの培養器の管理

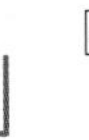
☑ 清掃や衛生

☑ 作業マニュアル（更新含む）

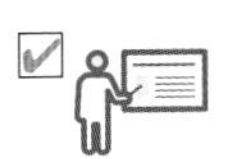
☑ 勉強会や検討会がある

☑ ミスが起きた時の対応はすぐにとれる

培養器

☑ 集合型 ☑ 個別型 ☑ タイムラプス型

培養室スタッフ

専任培養士 13 人　［管理責任者］鈴木亮祐

凍結保存

胚　射出精子　TESE MD-TESE 精子　未受精卵

［延長の連絡方法］自己管理

Stage 06 胚移植について

移植胚の状態

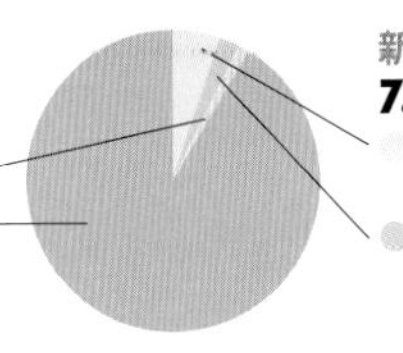

黄体管理（薬剤）

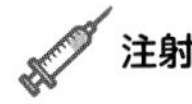
服薬　貼付　膣剤　注射

移植胚の選択
☑ グレードの高いものから
☐ グレードが低くても選ぶ
☐ その他（ ）

Stage 07 胚移植について

妊娠判定はいつ？	4 週
分娩施設への紹介状	100 %書いている

Stage 08 転院時の移送と受け入れ

移送ができるもの

胚　射出精子　TESE MD-TESE 精子　未受精卵

受け入れができるもの

胚　射出精子　TESE MD-TESE 精子　未受精卵

移送するのは ☑ 患者自身 ☑ 移送業者

Stage 09 保険診療対象外の患者さんについて

（ケースとして多いのは？）

☑ 自由診療で体外受精を続ける
☑ 一般不妊治療を続ける
☑ 治療を辞める
☐ その他（ ）

Stage 10 取り扱いのある診療について

☐ PICSI	☑ EMMA／ALICE	☑ タクロリムス投与療法	☐ マイクロ流体技術を用いた精子選別
☑ IMSI	☑ 子宮内フローラ検査	☑ PGT	☐ その他
☑ タイムラプス	☑ 子宮内膜スクラッチ	PRP（☐ 卵巣 ☑ 子宮）	
☑ ERA	☑ SEET法	☑ 不育症検査	
☑ ERPeak	☑ 二段階移植法	☑ 不育症治療	

佐久平エンゼルクリニック

無駄な治療、無駄な時間をかけないよう、
結果をなるべく早く出すことを意識した治療を心掛けています。

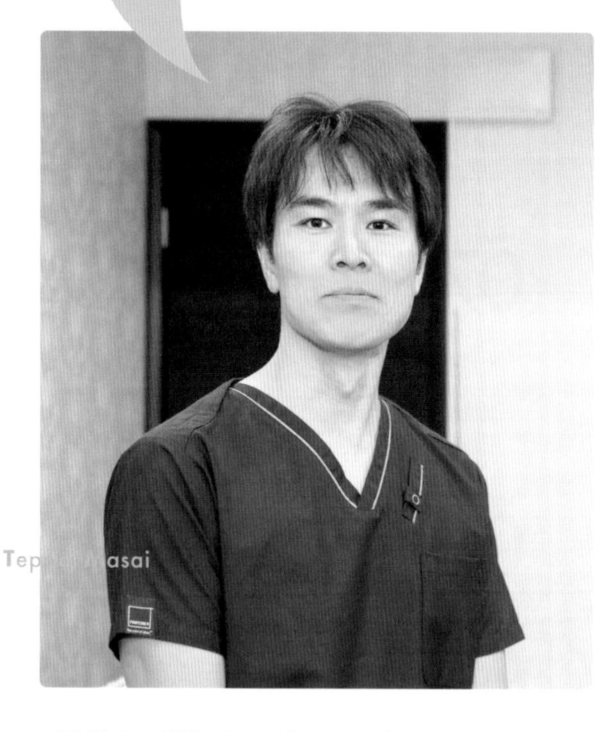

政井 哲兵 院長

2003年　鹿児島大学医学部卒業、東京都立府中病院（現東京都立多摩総合医療センター）研修医
2005年　東京都立府中病院産婦人科
2007年　日本赤十字社医療センター産婦人科
2012年　高崎ARTクリニック
2014年　佐久平エンゼルクリニック開設

［資格］
- 日本生殖医学会認定生殖医療専門医
- 日本産科婦人科学会認定産婦人科専門医

主な連携・紹介施設など

健診・分娩施設：お住まいの地域の総合病院など
婦人科検査・外科：お住まいの地域の総合病院など
内科系疾患：お住まいの地域の総合病院など
助成金行政窓口：佐久市役所、お住まいの地域の役所・保健所

不妊治療で大切なことは、妊娠という結果をなるべく早く出すことです。本気で子どもが欲しいと願うご夫婦の皆さまに、質の高い生殖医療を提供することで結果をなるべく早く出し、その後に控える出産、育児にスムーズにつなげていただくことを目標にしています。

残された人生の多くの時間を、これから生まれてくるお子さまとぜひ有意義にすごしていただきたいと願っています。

TEL 0267-67-5816

受付時間 午前 8：00〜11：30　午後 14：00〜17：30

診療時間 午前 8：30〜12：00　午後 14：00〜18：00

	月	火	水	木	金	土	日	祝祭
午前	○	○	○	○	○	○	ー	ー
午後	○	○	ー	○	○	ー	ー	ー

※ 最終受付／午前は11:30、午後は17:30までとなります。

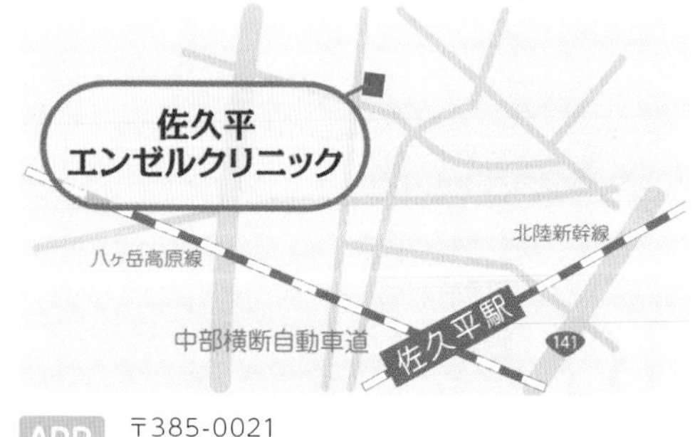

ADD 〒385-0021
長野県佐久市長土呂1210-1
交通 ● JR佐久平駅徒歩10分、佐久北IC・佐久ICより車で5分

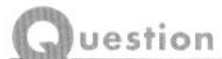

Question 保険診療と自由診療では結果に差が出ますか？

Answer 年齢が若い患者さまに関しては、保険診療でも自由診療と同等の成績を出すことができます。なるべく早く若いうちに必要十分な治療にアクセスしていただくことが必要です。まずはご相談だけでもお気軽にお越しくださいませ。

地域に信頼のART施設

保険適用開始以来、全体の患者数が増え、治療割合は一般不妊治療が7割で、体外受精が3割です。体外受精が9割だった一昨年（2022.04以前）から大きく変わってきています。一方、体外受精全体では保険診療で受けられる患者さまが3割に対して自由診療で受けられる患者さまは7割です。これは患者さまの生活スケジュールや長野県内の市町村が行う助成事業の手厚さも関係し、当院が努めてきた体外受精への高い期待感などから、他院での不成功者の通院が含まれることが理由としてあげられます。

はじめに説明会を設けています

新型コロナウイルス感染症対策のため、体外受精の説明会をウェブで配信しています。治療のことが知りたい、体外受精を考えているというご夫婦が、いつでも、誰でも、自由に見ることができます。診察前に説明会を見ておくことで、診察時に医師から直接疑問や不安などを話すことができます。これによってさらに理解を深め、安心して治療を受けることができるでしょう。

その後、実際に治療をはじめられる時には説明資料が配布され、また、治療に関する疑問はメール相談ができるなど、治療説明や不安の軽減に力を入れています。

TESE手術の連携

高度医療を必要とする男性不妊治療でも、首都圏の男性不妊専門クリニックとの連携で、転院することなく治療を進めることができる体制を整えています。

例えば、精巣から精子を回収するTESE手術の場合、首都圏の男性不妊専門クリニックで手術を行い、回収できた精子を使ってTESE - ICSIをします。すでにこの方法で妊娠され、無事に卒業していったご夫婦もいます。地元で体外受精を受けられることは、大きな通院負担、金銭的負担の軽減につながっています。

胚移植と妊娠判定

胚移植は、8割以上を凍結胚盤胞で行っています。治療周期の割合も凍結融解胚での割合も約8割です。新鮮胚と凍結胚移植での妊娠の割合も9割以上が凍結融解胚となっており、体外受精診療の第一選択が凍結胚移植というのが特徴です。

移植胚数は1個で、1個の胚を大切に出産までを見据えた質の高い医療の提供を目指しています。移植後の黄体管理は腟坐薬で行い、通院回数を少なくするとともに、移植後の生活を自己管理でしっかり送ることができます。

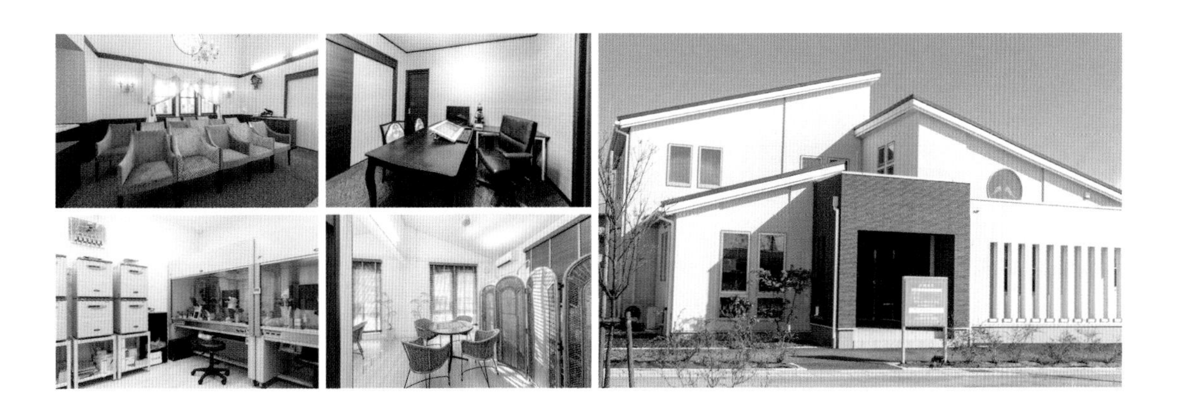

患者さんの通院距離

- ☐ 遠方が多い
- ☑ 近隣が多い

当院の患者さんで多い不妊原因

機能性不妊 / 男性不妊 / 卵管性不妊

妊娠までの平均移植回数

1.8回

患者さん平均年齢	38.2歳
患者さん最高齢	48歳

佐久平エンゼルクリニック

体外受精の診療実績

スタッフ

医師	看護師	胚培養士	検査技師	相談スタッフ	事務
1人	10人	6人	3人	4人	3人

Stage 01 治療の状況

統計期間：2022年5月〜2023年4月

体外受精の治療における保険診療と自由診療の割合

自由診療 **19**%　保険診療 **81**%

移植胚の割合

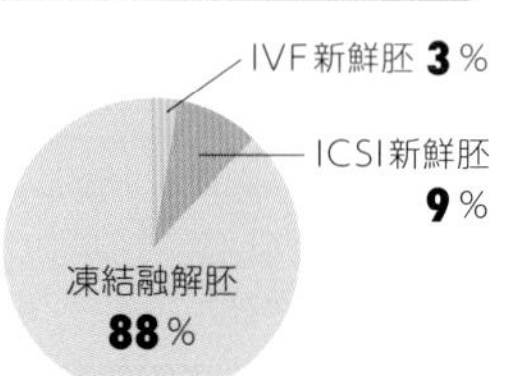

患者さんの治療結果

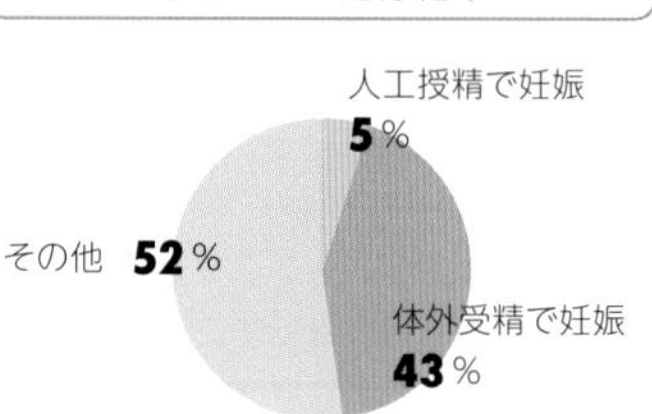

保険診療、自由診療別ART臨床妊娠率

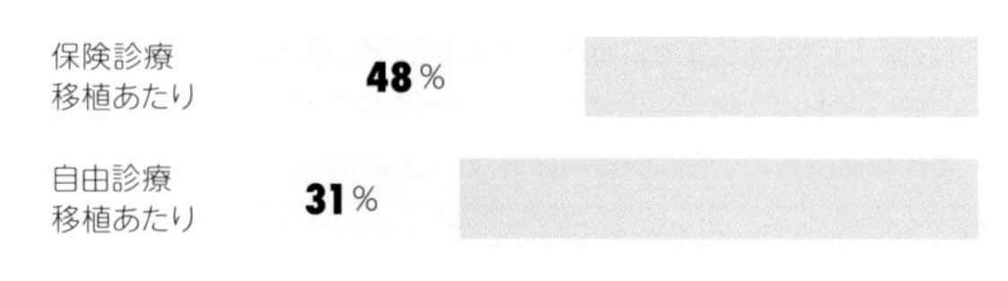

ART患者さんの年齢割合

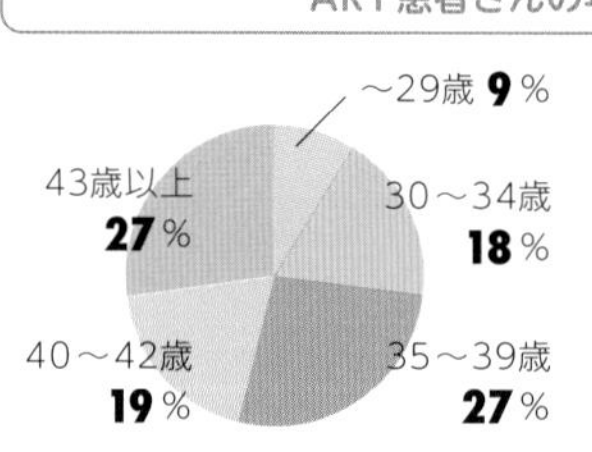

保険診療後に増えた年齢層 30〜34歳

体外受精を受ける患者さんの平均年齢 38.6歳

今までの治療実績

体外受精周期 3,615件　出産数 1,136人

最高齢出産 46歳

実施している受精方法

☑ c-IVF　☑ ICSI　☑ スプリットICSI　☐ レスキューICSI　☐ IMSI　☑ PICSI　☐ SL-ICSI　☑ PIEZO

c-IVF（通常媒精）、ICSI（顕微授精）、スプリットICSI（複数卵採卵出来た際、c-IVFとICSIのどちらの媒精も行う方法）、レスキューICSI（c-IVF後に未受精と判断した卵子に対する顕微授精）、IMSI（高倍率で精子を観察し、精子選別を行うICSI）、PICSI（ヒアルロン酸を用いて精子選別を行うICSI）、SL-ICSI（紡錘体を可視化し行うICSI）、PIEZO-ICSI（微細な振動により細胞破膜を行うICSI）

Stage 02 治療をはじめる前に

体外受精の説明について

形式	●ウェビナー
説明スタッフ	●医師
説明資料	●スライド
日程	毎月1回
コメント	月に1回、木曜日にオンラインで説明会を開いております。

相談窓口

形式など	●面談　●電話
対応するスタッフ	●医師　●看護師

Stage 03 採精について

自宅採精	院内採精	実施している精子回収術
100%	0%	―
		精子回収術の場所の対応 **連携施設**

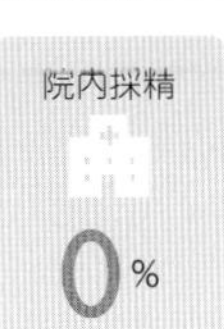

Stage 04 採卵について

採卵時の麻酔	静脈麻酔（全麻含む）、無麻酔
採卵時スタッフ	● 医師　● 看護師　● 胚培養士
採卵後の休憩	約 10 分 ～ 120 時間

Stage 05 培養室について

培養室の衛生管理と取り組み

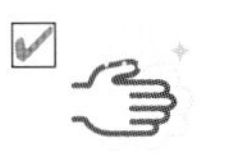
☑ 入室時の手洗い

☑ 専用衣服・帽子・マスクの着用

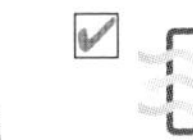
☑ 空調管理

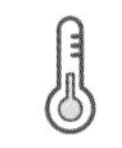
☑ インキュベーターなどの培養器の管理

☑ 清掃や衛生

☑ 作業マニュアル（更新含む）

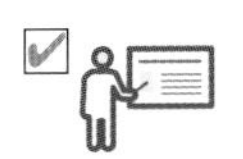
☑ 勉強会や検討会がある

☑ ミスが起きた時の対応はすぐにとれる

培養器

☑ 集合型　☑ 個別型　☑ タイムラプス型

培養室スタッフ

専任培養士 6 人　［管理責任者］今井亜樹

凍結保存

胚　射出精子　TESE MD-TESE 精子　未受精卵

［延長の連絡方法］ハガキ

Stage 06 胚移植について

移植胚の状態

凍結胚 **88** %
- 初期胚 23%
- 胚盤胞 65%

新鮮胚 **12** %
- 初期胚 12%
- 胚盤胞 0%

黄体管理（薬剤）

膣剤

移植胚の選択

☑ グレードの高いものから
☑ グレードが低くても選ぶ
□ その他（　　　）

Stage 07 胚移植について

妊娠判定はいつ？	4 週
分娩施設への紹介状	100 %書いている

Stage 08 転院時の移送と受け入れ

移送ができるもの

胚　射出精子　TESE MD-TESE 精子　未受精卵

受け入れができるもの

胚　射出精子　TESE MD-TESE 精子　未受精卵

移送するのは　☑ **患者自身**　☑ **移送業者**

Stage 09 保険診療対象外の患者さんについて

（ケースとして多いのは？）

☑ 自由診療で体外受精を続ける
□ 一般不妊治療を続ける
□ 治療を辞める
□ その他（　　　）

Stage 10 取り扱いのある診療について

☑ PICSI	☑ EMMA／ALICE	☑ タクロリムス投与療法	☑ マイクロ流体技術を用いた精子選別
□ IMSI	☑ 子宮内フローラ検査	☑ PGT	□ その他
☑ タイムラプス	☑ 子宮内膜スクラッチ	PRP（☑ 卵巣 ☑ 子宮）	
☑ ERA	☑ SEET法	□ 不育症検査	
☑ ERPeak	☑ 二段階移植法	□ 不育症治療	

髙橋産婦人科

地元で愛され続け、一早く顕微授精を成功させた豊かな経験と確かな知識で、患者さまの対応をさせていただいています。

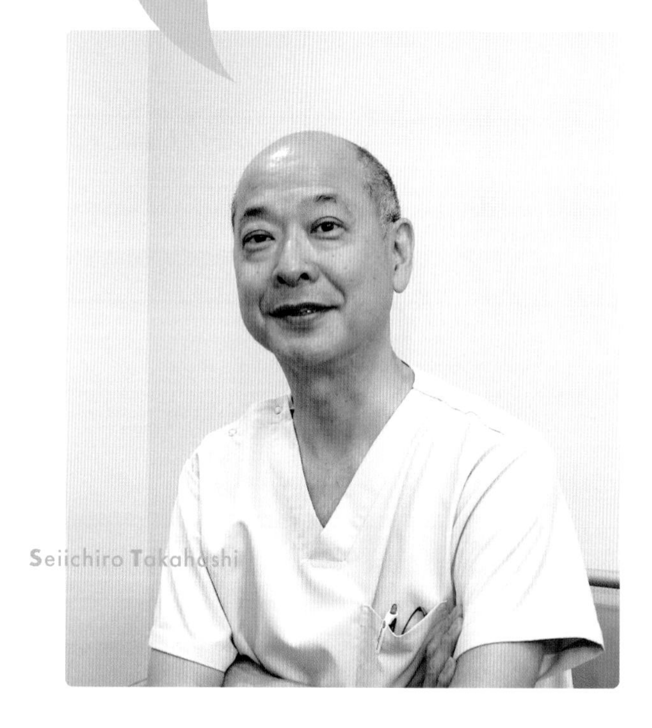

髙橋 誠一郎 院長

平成元年に当医院を開業。県内初の顕微授精に成功し、以来不妊症不育症治療を専門に約5000人の新しい命を送り出す。超多忙な日々の中、高い向上心と信念を持って仕事に取り組んでいます。常に患者さまにとって最善の治療方針を示し、緊急時にも高い技術と判断力で対処し、多くの患者様やスタッフの信頼を得ています 。

［資格］
- 医学博士
- 日本産科婦人科学会認定産婦人科専門医

主な連携・紹介施設など

分娩施設：操レディスホスピタル
婦人科検査・外科：お住まいの地域の施設
内科系疾患：松阪総合病院
助成金行政窓口：お住まいの地域の施設

不妊症と不育症の治療に力を入れている医院です。最高水準を維持しつつ、体外受精だけに頼らない不妊症・不育症治療を目指しています。卵管鏡手術や卵子の質の改善を目的とした低用量レーザー（LLLT）による治療も行っております。高気圧カプセルも導入し、アットホームな雰囲気の中で患者さまと正面から向き合い、安心して治療を受けていただける信頼関係を築きながら、最善の治療と長期にわたるケアを共に行っていきます。

TEL 058-263-5726

受付時間 午前 9：00〜12：00 午後 16：00〜19：00

診療時間 午前 9：00〜12：00 午後 16：00〜19：00

	月	火	水	木	金	土	日	祝祭
午前	○	○	○	○	○	○	―	―
午後	○	○	○	―	○	△	―	―

△ 土曜午後は14:00〜16:00まで

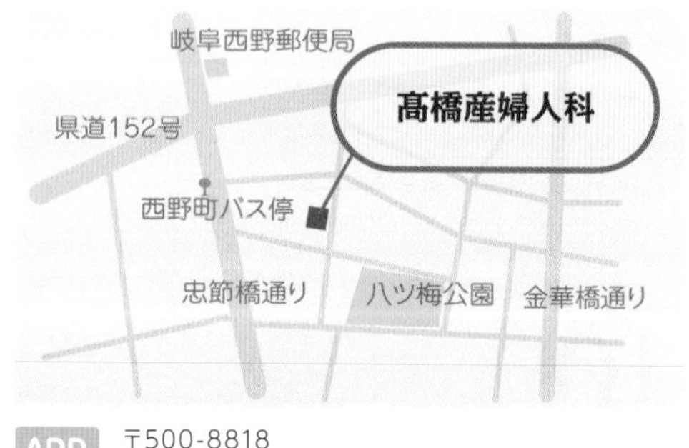

ADD 〒500-8818
岐阜県岐阜市梅ヶ枝町3-41-3

交通● 岐阜バス 西野町バス停よりすぐ

Question

初診時は月経周期のいつ頃に受診するのがよいでしょうか？

Answer

月経周期のいつでもかまいませんが、内診や超音波検査等が必要な場合もありますので、月経終了後にご予約いただき、受診していただくと検査等がスムーズに行えます。

インフォームドコンセントを大切に

インフォームドコンセント（患者への説明と理解）を大切にすることを基本に、毎月1回、体外受精説明会を行っています。説明するスタッフは、医師、看護師、培養士、カウンセラー、IVF コーディネーターで、それぞれにスタッフの顔が見え、雰囲気もよくわかり、知識とともに安心感が得られると好評です。説明会の後は、質問を受けたり個別の相談にも対応しています。

院内保育園があり、２人目不妊のご夫婦でも気兼ねなく通院できます。

確かで高い技術を長く提供

私たちの施設は、岐阜県内初となる顕微授精での出産例（1996年）、凍結胚での妊娠例（1998年）を記録した業績があり、以前から確かで高い技術を持っています。通院する患者さまは一般不妊治療患者さま7割、ART患者さま3割で、治療による妊娠の割合も同様の割合から、一般不妊治療での成績も良いと考えます。

内視鏡下卵管形成術も得意とし、体外受精の適応原因に多い卵管因子の対応には、体外受精を先行するのではなく、できる限り自然に近い方法で妊娠できるよう、治療を行ってからの体外受精を進めています。

採卵、そして培養

採卵までにエコー検査が４回とホルモン検査が２回。排卵誘発剤の選択では、自己注射も選べ、仕事と両立している人にとっても通院しやすい環境があると考えます。採卵手術は麻酔をして行いますが、完全自然周期法などで採卵数が少ないことが見込まれる場合には無麻酔で行うこともあります。採精は自宅、院内で約半々。男性不妊の場合は連携施設でTESEやMD-TESEなどに対応しています。培養室には、最新のAIを搭載したタイムラプス型インキュベーターを設置し、胚に優しい環境で培養することを可能としています。

胚移植と妊娠判定

胚移植は、凍結胚が約９割と多く、凍結融解胚での妊娠が増えています。患者さまの平均年齢は保険診療が始まり少し下がりましたが、出産の最高齢者は46歳です。新鮮胚での移植選択が判断されるケースも少なくありません。

妊娠後は12週まで診察をしますが、もともと分娩を扱っていたことから、患者さまにとっては心強く、１人目の治療後に２人目、３人目もここでという患者さまもいます。

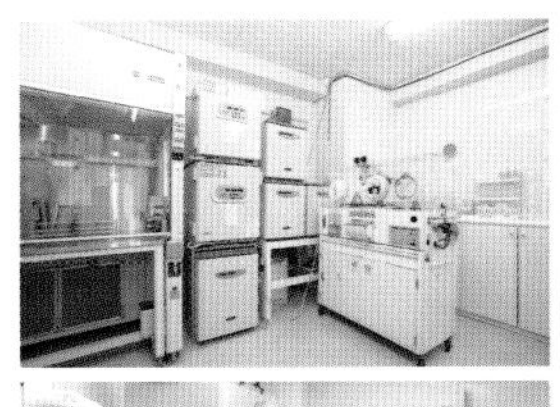

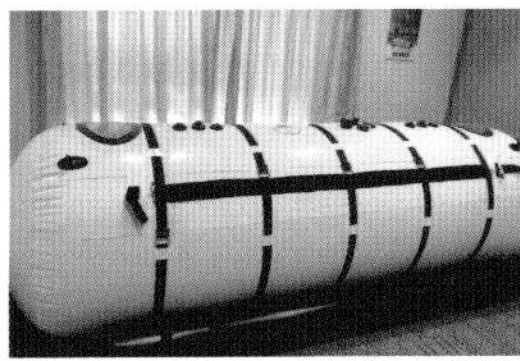

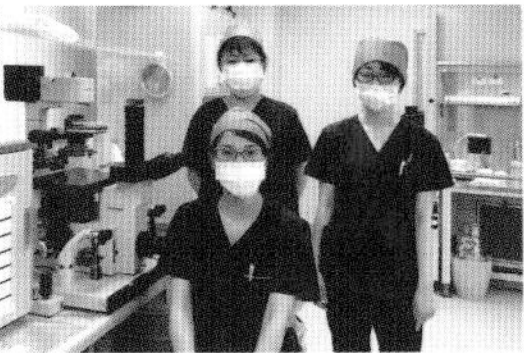

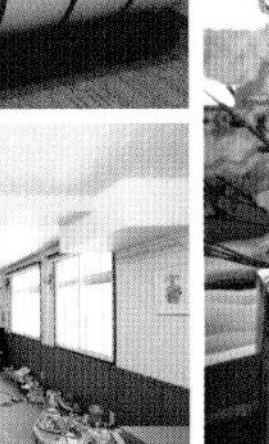

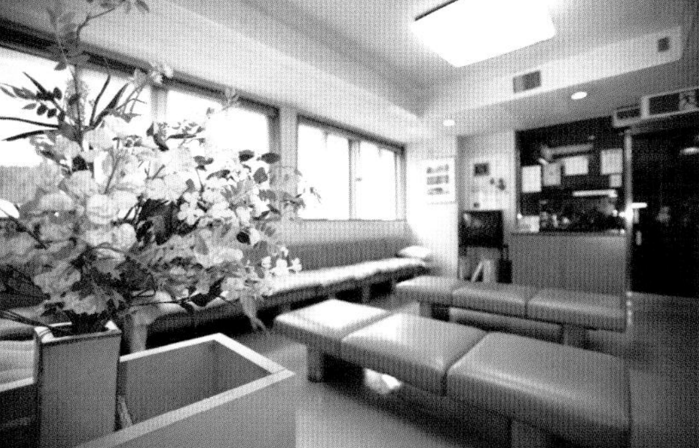

患者さんの通院距離
- ☑ 遠方が多い
- ☑ 近隣が多い

当院の患者さんで多い不妊原因
男性不妊 / 卵管・内膜症 / 原因不明

妊娠までの平均移植回数
1.9回

患者さん平均年齢	37歳
患者さん最高齢	51歳

高橋産婦人科

体外受精の診療実績

スタッフ	
医師	2人
看護師	15人
胚培養士	2人
検査技師	2人
相談スタッフ	5人
事務	5人

Stage 01 治療の状況

統計期間：2022年1月〜2023年12月

体外受精の治療における保険診療と自由診療の割合

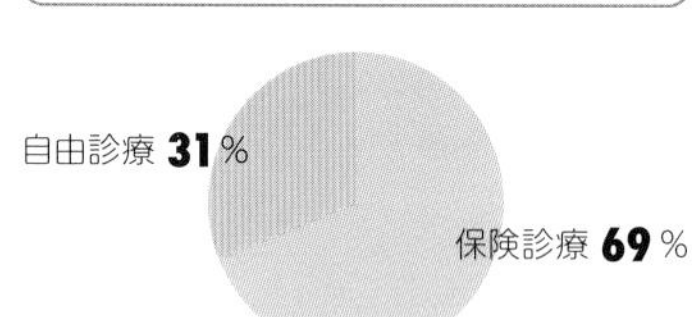

移植胚の割合

IVF新鮮胚 3％
ICSI新鮮胚 9％
凍結融解胚 88％

患者さんの治療結果

タイミング療法で妊娠 32％
体外受精で妊娠 50％
人工授精で妊娠 18％

保険診療、自由診療別ART臨床妊娠率

保険診療 移植あたり	データなし
自由診療 移植あたり	データなし

ART患者さんの年齢割合

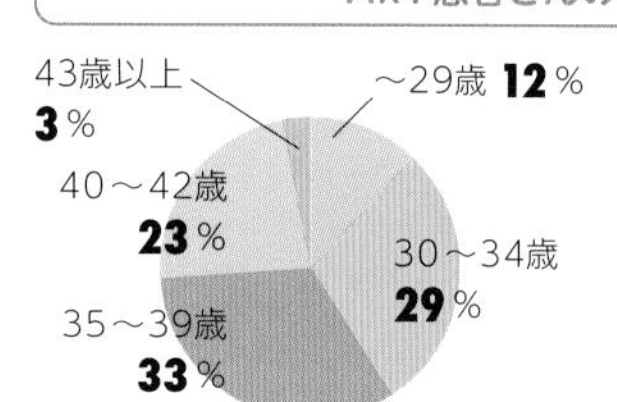

保険診療後に増えた年齢層
30〜34歳

体外受精を受ける患者さんの平均年齢
37.6歳

今までの治療実績

体外受精周期 662件（年間）

出産数 2413人

最高齢出産 46歳

実施している受精方法

- [x] c-IVF
- [x] ICSI
- [x] スプリットICSI
- [x] レスキューICSI
- [ ] IMSI
- [ ] PICSI
- [ ] SL-ICSI
- [ ] PIEZO

c-IVF（通常媒精）、ICSI（顕微授精）、スプリットICSI（複数卵採卵出来た際、c-IVFとICSIのどちらの媒精も行う方法）、レスキューICSI（c-IVF後に未受精と判断した卵子に対する顕微授精）、IMSI（高倍率で精子を観察し、精子選別を行うICSI）、PICSI（ヒアルロン酸を用いて精子選別を行うICSI）、SL-ICSI（紡錘体を可視化し行うICSI）、PIEZO-ICSI（微細な振動により細胞破膜を行うICSI）

Stage 02 治療をはじめる前に

体外受精の説明について

形式	● 個別説明 ● 集団説明
説明スタッフ	● 医師 ● 看護師 ● 胚培養士
説明資料	● 専用書類 ● 動画 ● スライド
日程	月/1〜2回
コメント	月に1〜2回程度、ご予約いただいたご夫婦を対象に、体外受精の流れ、副作用などを約1時間かけて説明します。その後、ご質問のある方は、個別にご対応させていただいております。

相談窓口

形式など	● 面談 ● メール ● オンライン ● 無料相談会
対応するスタッフ	● 医師 ● 胚培養士 ● 不妊カウンセラー ● 生殖医療相談士

Stage
03 採精について

自宅採精	院内採精	実施している精子回収術
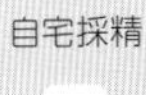 45%	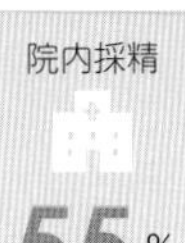 55%	TESE MD-TESE 精子回収術の場所の対応 **連携施設**

Stage
04 採卵について

採卵時の麻酔	静脈麻酔（全麻含む）、局所、無麻酔
採卵時スタッフ	●医師 ●看護師 ●胚培養士
採卵後の休憩	約30〜90分

Stage
05 培養室について

培養室の衛生管理と取り組み

☑ 入室時の手洗い

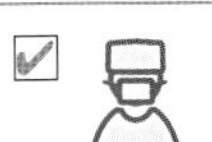
☑ 専用衣服・帽子・マスクの着用

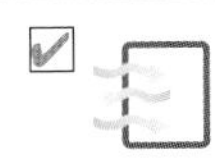
☑ 空調管理

☑ インキュベーターなどの培養器の管理

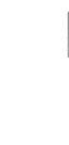
☑ 清掃や衛生

☑ 作業マニュアル（更新含む）

☑ 勉強会や検討会がある

☑ ミスが起きた時の対応はすぐにとれる

培養器

☑ 集合型 □ 個別型 ☑ タイムラプス型

培養室スタッフ

専任培養士 2人　［管理責任者］松村愛子

凍結保存

胚　射出精子　TESE MD-TESE 精子　未受精卵

［延長の連絡方法］ハガキ

Stage
06 胚移植について

移植胚の状態

新鮮胚 12%
- 初期胚 2%
- 胚盤胞 10%

凍結胚 88%
- 初期胚 38%
- 胚盤胞 50%

黄体管理（薬剤）

服薬　腟剤

移植胚の選択

☑ グレードの高いものから
□ グレードが低くても選ぶ
□ その他（　　　　）

Stage
07 胚移植について

妊娠判定はいつ？	5週
分娩施設への紹介状	100%書いている

Stage
08 転院時の移送と受け入れ

移送ができるもの

胚　射出精子　TESE MD-TESE 精子　未受精卵

受け入れができるもの

胚　射出精子　TESE MD-TESE 精子　未受精卵

移送するのは　☑ 患者自身　☑ 移送業者

Stage
09 保険診療対象外の患者さんについて

（ケースとして多いのは？）

☑ 自由診療で体外受精を続ける
□ 一般不妊治療を続ける
☑ 治療を辞める
□ その他（　　　　）

Stage
10 取り扱いのある診療について

□ PICSI	☑ EMMA／ALICE	☑ タクロリムス投与療法	□ マイクロ流体技術を用いた精子選別
□ IMSI	☑ 子宮内フローラ検査	□ PGT	□ その他
☑ タイムラプス	☑ 子宮内膜スクラッチ	PRP（□ 卵巣 □ 子宮）	
☑ ERA	☑ SEET法	☑ 不育症検査	
□ ERPeak	☑ 二段階移植法	□ 不育症治療	

レディースクリニック北浜

体外受精の説明は、一人ひとりに行き届くように
そして胚移植は、治療周期の大事な腕の見せ所です。

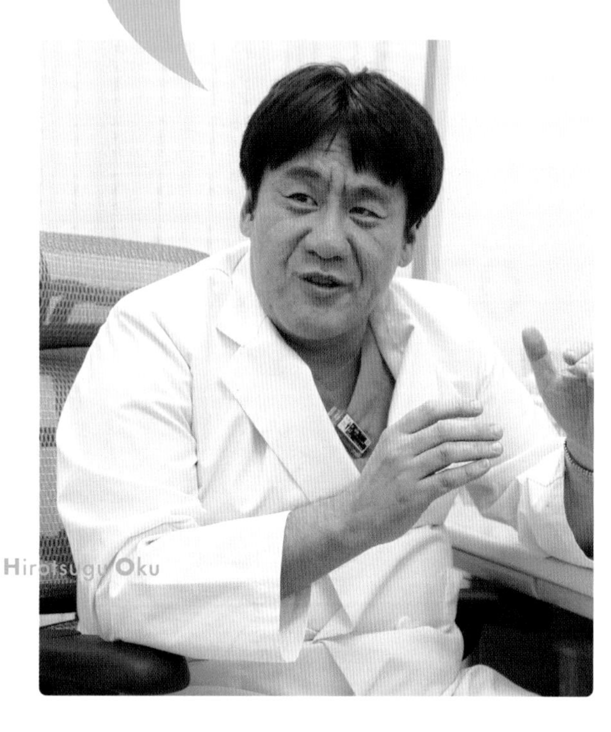

奥 裕嗣 院長

1992年　愛知医科大学大学院修了
1998年　米国のダイアモンド不妊研究所で体外受精、顕微授精等の最先端生殖技術を3年研修
2001年　IVF大阪クリニックに勤務
2004年　IVFなんばクリニックに勤務
2010年　レディースクリニック北浜開院

［資格］
- 医学博士（1992年　愛知医科大学大学院）
- 日本産科婦人科学会認定産婦人科専門医
- 日本生殖医学会認定生殖医療専門医

主な連携・紹介施設など

健診・分娩施設：お住まいの地域の施設
婦人科検査・外科：お住まいの地域の施設
内科系疾患：お住まいの地域の施設
助成金行政窓口：お住まいの地域の施設

保険診療のスタートとともに、患者さまの平均年齢が若干下がりました。これまで以上に患者さま一人ひとりに対しての説明を大切にし、今までと同様に、それぞれの不妊原因をしっかり調べ、テーラーメイド医療を掲げる診療スタイルを基本としています。医師、看護師、胚培養士、受付など、スタッフが一つのチームとなり、カップルに寄り添って治療を進めるよう努めています。

TEL 06-6202-8739

受付時間 午前 9：30〜13：00　午後 16：00〜19：00

診療時間 午前 9：30〜13：30　午後 16：00〜19：00

	月	火	水	木	金	土	日	祝祭
午前	○	○	○	○	○	○	―	―
午後	○	○	○	―	○	―	―	―

※ 木曜午後、土曜午後、日曜・祝祭日 休診

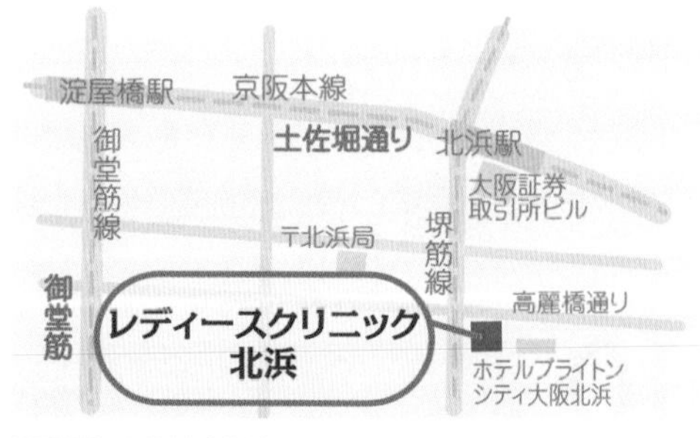

ADD 〒541-0043
大阪市中央区高麗橋1-7-3　ザ北浜プラザ3F
交通 ● 大阪市営地下鉄堺筋線北浜駅、京阪線北浜駅4番出口 徒歩1分

Question
仕事をしながら治療は可能ですか？

Answer
当院では、治療時間を午前と午後の2部制にしており、仕事をされながら通院される方も多いです。治療上、ご都合をつけていただかなければならないこともありますが、自己注射で刺激を行うことで通院回数を少なくし、ご負担の軽減になればと考えています。

診療スタイル

テーラーメイド（オーダーメイド）医療とフレンドリーARTが特徴です。フレンドリーARTとは、体と心に負担の少ない安全で安心できる治療であることを言います。保険診療化ではどうしてもできることに限りもありますが、一人ひとりの患者さまの状態や特徴に合わせて治療を行い、検査結果や状態から治療方法を提案していきます。

このようなテーラーメイド医療＆フレンドリーART、それがレディースクリニック北浜のスタイルです。

説明会について

体外受精の説明会は、これから体外受精を受けるカップルを対象に土曜日の午後に行っています。当院の各部門のスタッフが担当することで、患者さまにとって安心感があり、リラックスして参加できるよう心がけています。ただし、説明内容は重要なことばかりなので、私たちスタッフも参加される人たちも真剣です。質問を受ける時間を設け、治療についての疑問点や不安な事などを直接、医師や胚培養士、看護師に聞くことができます。

体外受精での排卵誘発

排卵誘発は、調節卵巣刺激法から低刺激法まで色々あります。いずれの方法を選択するかは、ホルモン値やAMH値の検査結果、年齢、治療歴や希望などから総合的に判断し、患者さまと相談しながら決めていきます。保険診療では、採卵までに3回、場合によって2～4回の採卵計測をし、1～3回のホルモン検査をして卵胞発育を確認しながら採卵日を決めています。

胚移植と妊娠判定

当院では、採卵周期では移植を行わず、胚は一旦凍結保存することが基本です。そのため胚移植の99%が凍結胚移植になります。移植胚は、タイムラプスでの判断を元に、グレードの良いものから、1個もしくは、状況に応じて2個を移植することもあります。移植後2週間ほどで、妊娠判定を行います。

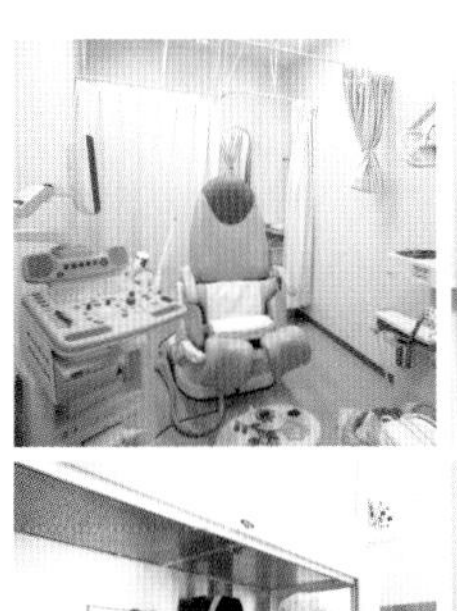

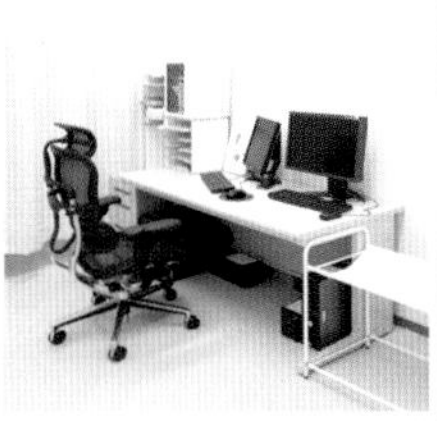

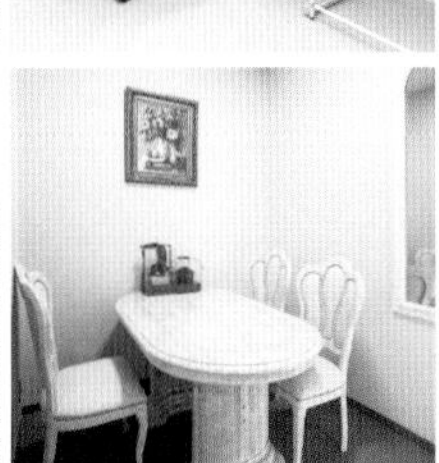

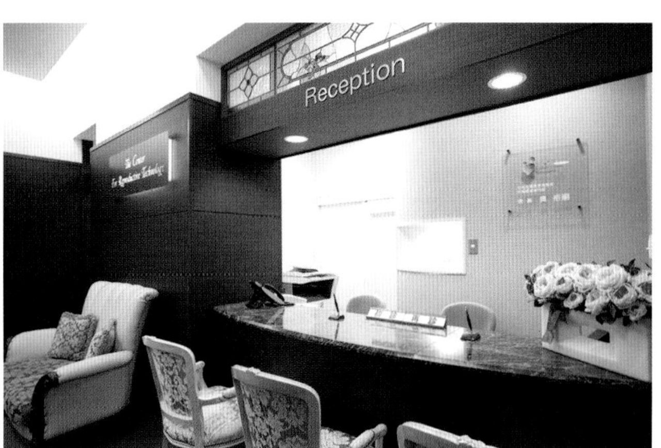

患者さんの通院距離

- ☑ 近隣が多い
- ☑ 遠方が多い

当院の患者さんで多い不妊原因

男性因子 / 年齢因子 / 卵巣予備能低下

妊娠までの平均移植回数	2.5 回
患者さん平均年齢	37.8 歳
患者さん最高齢	49 歳

レディースクリニック北浜

体外受精の診療実績

スタッフ					
医師 3人	看護師 6人	胚培養士 7人	検査技師 3人	相談スタッフ 1人	事務 7人

Stage 01 治療の状況

統計期間：2022年9月～2023年8月

体外受精の治療における保険診療と自由診療の割合

自由診療 **35**％

保険診療 **65**％

移植胚の割合

ICSI新鮮胚 **0**％

IVF新鮮胚 **0**％

凍結融解胚 **100**％

患者さんの治療結果

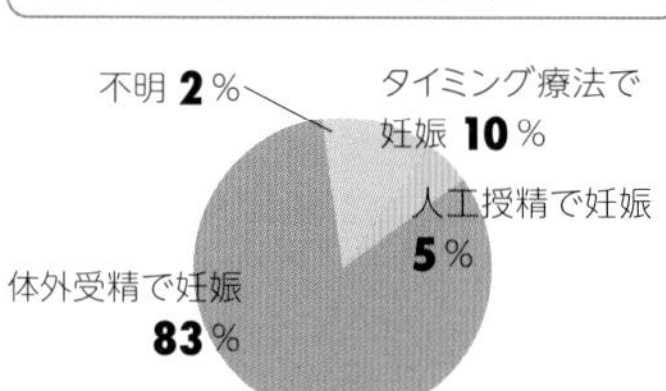

保険診療、自由診療別ART臨床妊娠率

保険診療 移植あたり **38.2**％

自由診療 移植あたり **25.6**％

ART患者さんの年齢割合

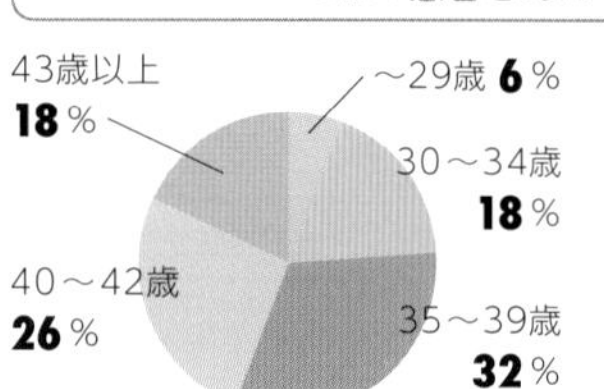

保険診療後に増えた年齢層 35～39歳

体外受精を受ける患者さんの平均年齢 38.1歳

今までの治療実績

体外受精周期 17,128件

出産数 2,157人

最高齢出産 46歳

実施している受精方法

- [x] c-IVF
- [x] ICSI
- [x] スプリットICSI
- [ ] レスキューICSI
- [ ] IMSI
- [x] PICSI
- [ ] SL-ICSI
- [x] PIEZO

c-IVF（通常媒精）、ICSI（顕微授精）、スプリットICSI（複数卵採卵出来た際、c-IVFとICSIのどちらの媒精も行う方法）、レスキューICSI（c-IVF後に未受精と判断した卵子に対する顕微授精）、IMSI（高倍率で精子を観察し、精子選別を行うICSI）、PICSI（ヒアルロン酸を用いて精子選別を行うICSI）、SL-ICSI（紡錘体を可視化し行うICSI）、PIEZO-ICSI（微細な振動により細胞破膜を行うICSI）

Stage 02 治療をはじめる前に

体外受精の説明について

形式	●個別説明 ●集団説明
説明スタッフ	●医師 ●看護師 ●胚培養士 ●医療事務
説明資料	●専用書類 ●動画 ●スライド
日程	毎月第2土曜日
コメント	説明会は、これから体外受精を受けるカップルを対象に、毎月第2土曜日の午後に行っています。アットホームな雰囲気で、疑問や質問も気軽にしていただけます。

相談窓口

形式など	●面談
対応するスタッフ	●医師 ●心理カウンセラー

Stage 03 採精について

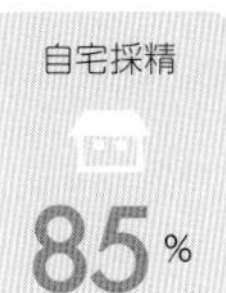
自宅採精 85%

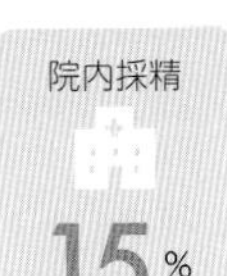
院内採精 15%

実施している精子回収術
TESE

精子回収術の場所の対応
連携施設

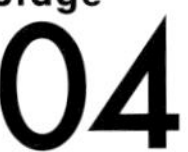

Stage 04 採卵について

採卵時の麻酔	静脈麻酔（全麻含む）、無麻酔
採卵時スタッフ	●医師 ●看護師 ●胚培養士
採卵後の休憩	約60分

Stage 05 培養室について

培養室の衛生管理と取り組み

☑ 入室時の手洗い

☑ 専用衣服・帽子・マスクの着用

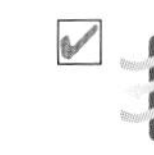
☑ 空調管理

☑ インキュベーターなどの培養器の管理

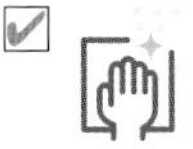
☑ 清掃や衛生

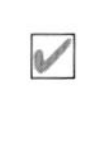

☑ 作業マニュアル（更新含む）

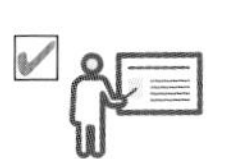
☑ 勉強会や検討会がある

☑ ミスが起きた時の対応はすぐにとれる

培養器

☑ 集合型 ☑ 個別型 ☑ タイムラプス型

培養室スタッフ

専任培養士 7人　［管理責任者］今井和美

凍結保存

胚　射出精子　TESE MD-TESE 精子　未受精卵

［延長の連絡方法］電話

Stage 06 胚移植について

移植胚の状態

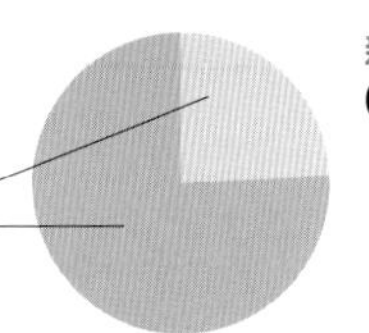

凍結胚 **100**%　初期胚 24.4%　胚盤胞 75.6%

新鮮胚 **0**%

黄体管理（薬剤）

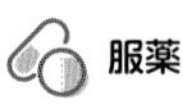
服薬

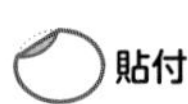
貼付

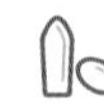
膣剤

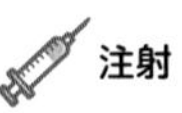
注射

移植胚の選択

☑ グレードの高いものから
☑ グレードが低くても選ぶ
☐ その他（　　　）

Stage 07 胚移植について

妊娠判定はいつ？	4週
分娩施設への紹介状	100%書いている

Stage 08 転院時の移送と受け入れ

移送ができるもの

胚　射出精子　TESE MD-TESE 精子　未受精卵

受け入れができるもの

胚　射出精子　TESE MD-TESE 精子　未受精卵

移送するのは　☑ 患者自身　☐ 移送業者

Stage 09 保険診療対象外の患者さんについて

（ケースとして多いのは？）

☑ 自由診療で体外受精を続ける
☐ 一般不妊治療を続ける
☐ 治療を辞める
☐ その他（　　　）

Stage 10 取り扱いのある診療について

☑ PICSI	☑ EMMA／ALICE	☐ タクロリムス投与療法	☑ マイクロ流体技術を用いた精子選別
☐ IMSI	☑ 子宮内フローラ検査	☑ PGT	☐ その他
☑ タイムラプス	☑ 子宮内膜スクラッチ	PRP（☐ 卵巣 ☑ 子宮）	
☑ ERA	☑ SEET法	☑ 不育症検査	
☐ ERPeak	☑ 二段階移植法	☑ 不育症治療	

にしたんARTクリニック神戸三宮院

私たちは2004年から着床前検査の必要性を訴え、独自の啓蒙活動と技術の習得を行い、経験を積んで参りました。豊富な経験に裏打ちされたどこよりも高い技術の着床前検査を患者様に提供して参ります。

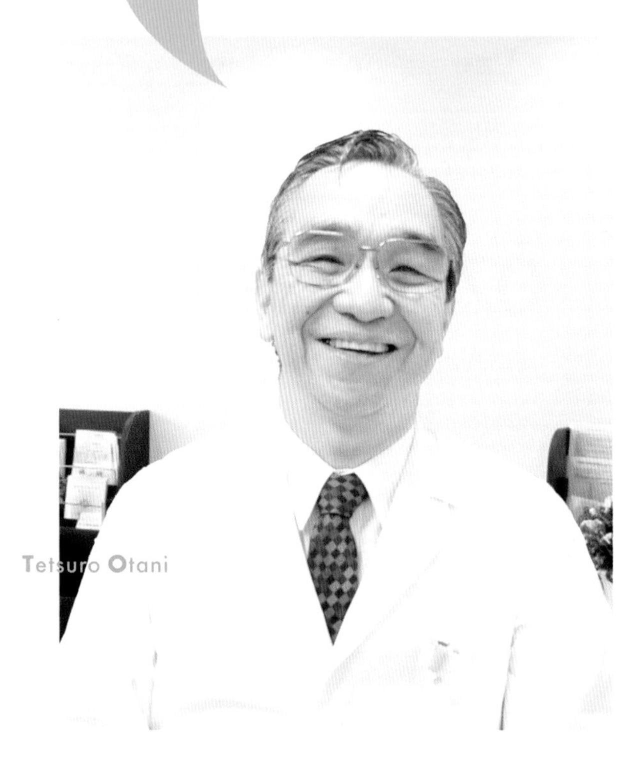

Tetsuro Otani

大谷 徹郎 院長

1984年　神戸大学医学部大学院博士課程修了同年
　　　　ワシントン大学医学部留学
1992年　メルボルン大学医学部附属
　　　　ロイヤル・ウィメンズ・ホスピタル留学
1993年　ドイツ・キール大学医学部留学
1995年　神戸大学医学部附属病院 助教授
1988年　厚生労働大臣より臨床修練指導医に認定
2000年　大谷産婦人科不妊センター院長
2011年　大谷レディスクリニック院長
2018年　神戸ARTクリニック院長
2023年　にしたんARTクリニック神戸三宮院 院長

［資格］● 医学博士（1984年 神戸大学医学部大学院）

［所属学会］● 日本IVF学会理事

主な連携・紹介施設など

健診・分娩施設：ご本人の希望先の病院
婦人科検査・外科：神戸赤十字病院　など
内科系疾患：神戸赤十字病院　など
グループ施設：にしたんARTクリニック大阪院をはじめ全国のにしたんグループ各院
助成金行政窓口：お住まいの地域の役所・保健所

当院は日本産科婦人科学会が認める「PGT-A・SR承認実施施設」です。2004年当時は国内で着床前検査を実施している医療機関は他になく、日本全国から治療を求める患者さまに対して、平等に着床前検査を提供して参りました。月日の流れとともに国内の規制緩和も進み、2022年からは生殖補助医療を提供する全国の医療機関で着床前検査を行うことが可能となりました。そのような背景から、独自の啓蒙活動は一定の役割を終えたと認識し、「PGT-A・SR承認実施施設」として、豊富な経験に裏打ちされたどこよりも高い技術の着床前検査を患者さまに提供して参ります。

TEL 078-261-3500

受付時間
平日 | 8：30～19：45
土日 | 8：30～15：45　祝 | 8：30～12：45

診療時間
平日 | 9：00～20：00
土日 | 9：00～16：00　祝 | 9：00～13：00

	月	火	水	木	金	土	日	祝祭
	◯	◯	◯	◯	◯	◯	◯	◯

※ 受付時間・診療時間は変更になる可能性がありますので、詳細はホームページをご確認ください。

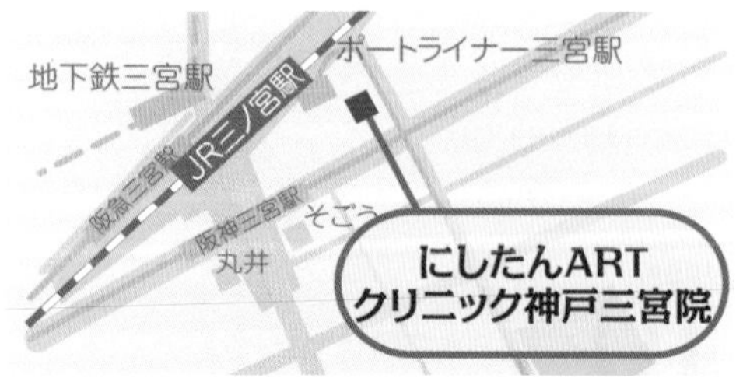

ADD 〒651-0096 兵庫県神戸市中央区雲井通7丁目1-1 ミント神戸15F

交通 ● JR 三宮駅、阪急神戸三宮駅、阪神三宮駅前、ポートライナー三宮駅前、三宮バスターミナルの上

Question

治療は何歳頃から始めたらよいですか。

Answer

32歳からは「ある程度」急いで、35歳を過ぎたら「かなり」急いで、40歳を過ぎたら「非常に」急いでください。若くても「妊娠しないな」と思ったら早めに受診し、時間を無駄にしないことが大切です。

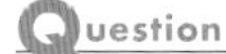

説明のスタイル

日頃の診療を大切にし、診療の中でできるだけ丁寧にご説明することを心がけています。体外受精などARTへのステップアップの際には、医師監修の動画をご自宅でご視聴いただきます。パートナーの方とも共有していただくことで、不妊治療の全般から、特殊な治療法までいろいろな知識と現状が分かり、今後に自分が受ける治療の参考になるでしょう。

また、着床前診断を受けることのできる方については日本産科婦人科学会の規定があります。患者さまの治療歴など医師が詳しくお伺いし、最適な治療をご提案します。

診療のようす

排卵誘発方法は、アンタゴニスト法と低刺激法が多くなっていますが、全ての排卵誘発法に対応しています。高年齢では、刺激をかけても反応してくれないこともあり、治療周期をできるだけ壊さないようマイルドな誘発方法をメインに行っています。また、自己注射の利用が患者さま全体の9割に普及していることから、通院負担もかなり減少しています。採卵は静脈麻酔使用で痛みなく行われているので、採卵後短時間の休憩でお帰りいただくことが可能です。

基本は全胚凍結、胚盤胞移植

年間の採卵件数は1000件を超え、移植件数は900件以上です。胚移植は、凍結融解胚盤胞での移植が98.0%ですが、患者さまの希望によって、また適応する場合には新鮮胚移植を行うケースもあります。

IVF、ICSI での受精率は70～84%で、受精した胚は胚盤胞まで成長させて、凍結融解後、胚盤胞移植を行う事が殆どです。

移植は、着床前診断を実施した胚では正常胚でグレードの良い胚から、基本的に1個、また着床前診断を受けていない胚では患者さまのご希望により、年齢や治療歴などから2個戻すこともあります。

妊娠のようす、その他

体外受精での妊娠は年間で570件以上あり、移植あたりの妊娠率は約64%とかなり高くなります。高い妊娠率ですが、流産などもあり、実際に産まれるのは年間およそ500人です。

妊娠の中には、40歳以上を含む35歳以上が425件含まれていることから、8割近くがこの年齢層での出産となります。

年齢が高めの方も含めて、今後さらなる発展が期待される施設の1つです。

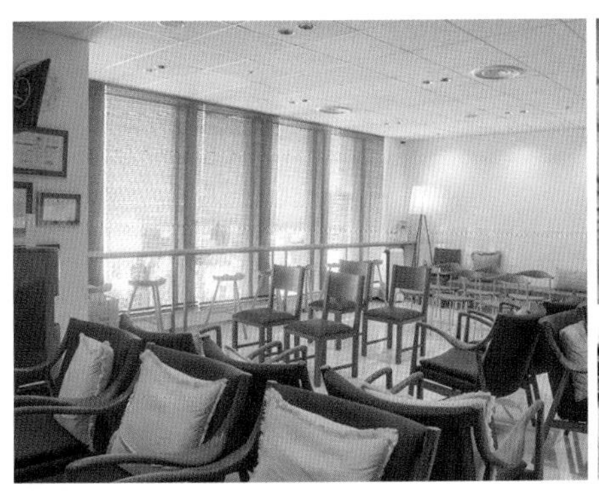

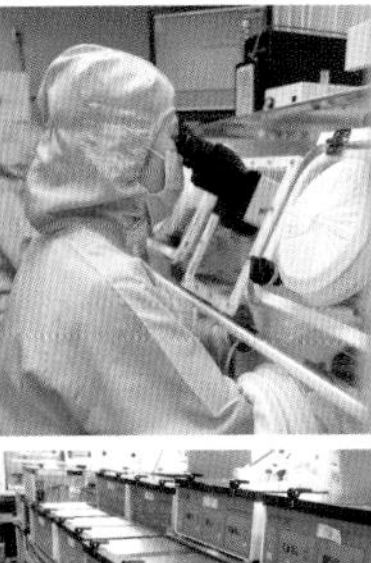

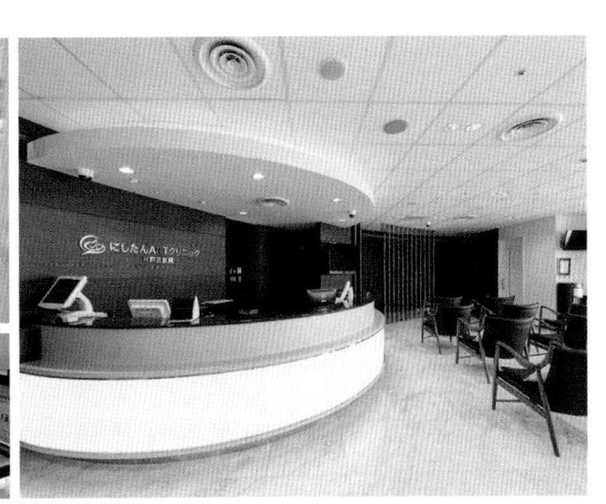

患者さんの通院距離

- ☐ 遠方が多い
- ☑ 近隣が多い

当院の患者さんで多い不妊原因

卵管因子　精子因子　原因不明

妊娠までの平均移植回数

1.9回

患者さん平均年齢 37歳

患者さん最高齢 50歳

にしたんARTクリニック神戸三宮院

体外受精の診療実績

スタッフ	
医師	5人
看護師	12人
胚培養士	8人
検査技師	0人
相談スタッフ	0人
事務	12人

Stage 01 治療の状況

統計期間：2022年10月〜2023年9月

体外受精の治療における保険診療と自由診療の割合

自由診療 **61.8**％

保険診療 **38.2**％

移植胚の割合

IVF新鮮胚 **0.2**％

ICSI新鮮胚 **0.9**％

凍結融解胚 **98.9**％

患者さんの治療結果

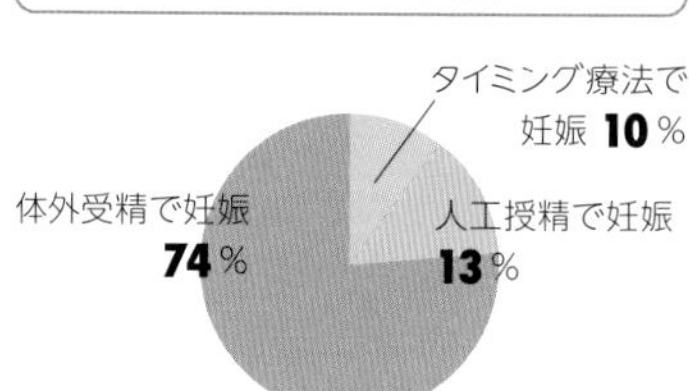

保険診療、自由診療別ART臨床妊娠率

保険診療 移植あたり **54.1**％

自由診療 移植あたり **66.6**％

ART患者さんの年齢割合

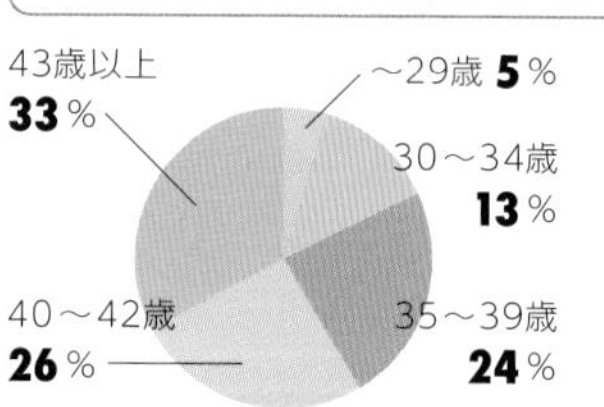

保険診療後に増えた年齢層 30〜34歳

体外受精を受ける患者さんの平均年齢 39.5歳

今までの治療実績

体外受精周期 32,144件

出産数 7,192人

最高齢出産 48歳

実施している受精方法

- ☑ c-IVF
- ☑ ICSI
- ☑ スプリットICSI
- ☐ レスキューICSI
- ☐ IMSI
- ☐ PICSI
- ☐ SL-ICSI
- ☑ PIEZO

c-IVF（通常媒精）、ICSI（顕微授精）、スプリットICSI（複数卵採卵出来た際、c-IVFとICSIのどちらの媒精も行う方法）、レスキューICSI（c-IVF後に未受精と判断した卵子に対する顕微授精）、IMSI（高倍率で精子を観察し、精子選別を行うICSI）、PICSI（ヒアルロン酸を用いて精子選別を行うICSI）、SL-ICSI（紡錘体を可視化し行うICSI）、PIEZO-ICSI（微細な振動により細胞破膜を行うICSI）

Stage 02 治療をはじめる前に

体外受精の説明について

形式	●個別説明
説明スタッフ	●医師　●看護師
説明資料	●専用書類　●動画　●スライド
日程	WEB閲覧のため随時
コメント	患者さまのご都合の良い時間帯にご自宅でご視聴できます。 ご不明な点は医師・看護師におたずねください。

相談窓口

形式など	●面談
対応するスタッフ	●医師　●看護師

Stage
03 採精について

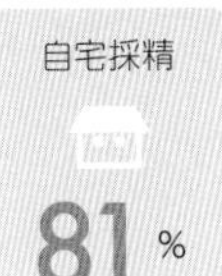

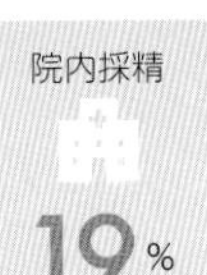

実施している精子回収術
—

精子回収術の場所の対応
—

Stage
04 採卵について

採卵時の麻酔	静脈麻酔（全麻含む）
採卵時スタッフ	● 医師 ● 看護師
採卵後の休憩	約60分

Stage
05 培養室について

培養室の衛生管理と取り組み

☑ 入室時の手洗い

☑ 専用衣服・帽子・マスクの着用

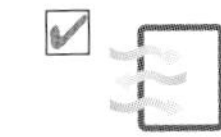
☑ 空調管理

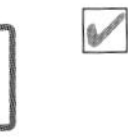
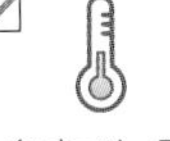
☑ インキュベーターなどの培養器の管理

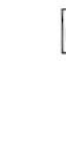
☑ 清掃や衛生

☑ 作業マニュアル（更新含む）

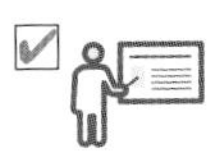
☑ 勉強会や検討会がある

☑ ミスが起きた時の対応はすぐにとれる

培養器

☐ 集合型 ☑ 個別型 ☑ タイムラプス型

培養室スタッフ

専任培養士 8人 ［管理責任者］大谷徹郎

凍結保存

胚 / 射出精子 / TESE MD-TESE 精子 / 未受精卵

［延長の連絡方法］書類の郵送

Stage
06 胚移植について

移植胚の状態

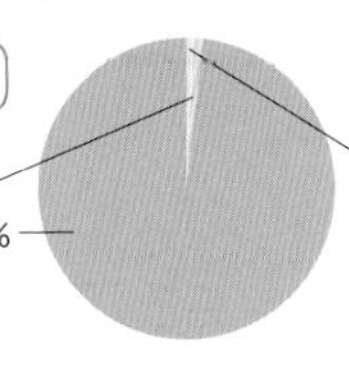

黄体管理（薬剤）

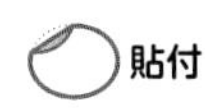

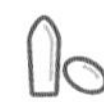

膣剤
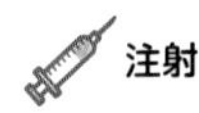

移植胚の選択

☑ グレードの高いものから
☑ グレードが低くても選ぶ
☐ その他（ ）

Stage
07 胚移植について

妊娠判定はいつ？	4週
分娩施設への紹介状	100%書いている

Stage
08 転院時の移送と受け入れ

移送ができるもの

胚 / 射出精子 / TESE MD-TESE 精子 / 未受精卵

受け入れができるもの

胚 / 射出精子 / TESE MD-TESE 精子 / 未受精卵

移送するのは ☑ 患者自身 ☑ 移送業者

Stage
09 保険診療対象外の患者さんについて

（ケースとして多いのは？）

☑ 自由診療で体外受精を続ける
☑ 一般不妊治療を続ける
☐ 治療を辞める
☐ その他（ ）

Stage
10 取り扱いのある診療について

☐ PICSI	☑ EMMA／ALICE	☑ タクロリムス投与療法	☑ マイクロ流体技術を用いた精子選別
☐ IMSI	☑ 子宮内フローラ検査	☑ PGT	☑ その他 電気泳動システムを用いた精子選別
☑ タイムラプス	☑ 子宮内膜スクラッチ	PRP（☐ 卵巣 ☑ 子宮）	
☑ ERA	☑ SEET法	☑ 不育症検査	
☐ ERPeak	☑ 二段階移植法	☑ 不育症治療	

ART Related Companies

生殖医療を応援する企業の紹介

治療に臨んでいくための
参考として
ぜひご覧ください

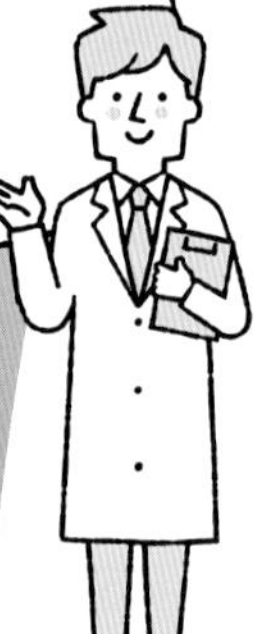

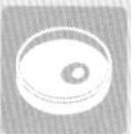

培養室関連

培養液、インキュベータ、採卵針など

株式会社IVFラボ
株式会社アステック
ヴィトロライフ株式会社
三菱製紙株式会社
メディーコン・インターナショナル株式会社
株式会社リプロライフ
エア・ブラウン株式会社
富士フイルム和光純薬株式会社
株式会社日本医化器械製作所
株式会社ナカメディカル
株式会社東機貿
扶桑薬品工業株式会社
クーパーサージカル・ジャパン株式会社（旧 オリジオ・ジャパン株式会社）
株式会社メディカルトップス
日本エアーテック株式会社
PHCホールディングス株式会社
富士システムズ株式会社
株式会社北里コーポレーション
サーモフィッシャーサイエンティフィック株式会社
日本ブレイディ株式会社
株式会社ファルコバイオシステムズ
株式会社成茂科学器械研究所

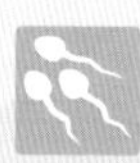

精子関連

精子検査装置など

株式会社 ジャフコ
株式会社ニューロサイエンス
ストレックス株式会社
加賀ソルネット株式会社

検査関連

超音波検査機器、不妊治療検査など

株式会社アイジェノミクス・ジャパン
ナノソニックスジャパン株式会社
株式会社エイオンインターナショナル
ＧＥヘルスケア・ジャパン株式会社
日立アロカメディカル株式会社
ベックマン・コールター株式会社
Varinos 株式会社
Gene Tech株式会社
コヴィディエンジャパン株式会社
株式会社北里検査センター
株式会社Revolf

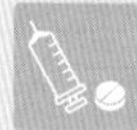

薬剤関連

排卵誘発剤や早期排卵抑制剤など

フェリング・ファーマ株式会社
富士製薬工業
塩野義製薬株式会社
あすか製薬株式会社
メルクバイオファーマ株式会社
ＭＳＤ株式会社
興和株式会社
サンファーマ株式会社
バイエル薬品株式会社
日本イーライリリー株式会社
持田製薬株式会社
キッセイ薬品工業株式会社
武田薬品工業株式会社

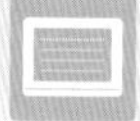

診療サポート

予約システム、電子カルテなど

株式会社オフショア
システムロード株式会社
タック株式会社
株式会社メドレー
株式会社ティー・エム・アール・システムズ

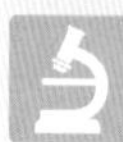

顕微鏡関連

倒立顕微鏡、実体顕微鏡など

株式会社ニコンソリューションズ
オリンパス株式会社
株式会社東海ヒット

妊活サポート

インターネットサプリメントなど

株式会社ニュートリション・アクト
株式会社ファミワン
株式会社リンクライフ・アイ
株式会社グッドアンドカンパニー
株式会社ハナミスイ

ママ＆パパになるあなたを応援

不妊治療施設に必要資材を納入する企業などを紹介

ART（体外受精や顕微授精などの生殖補助医療）に関係する企業には、婦人科医療に欠かせない医療機器や薬剤のほか、生殖医療・胚培養に必要な医療機器や薬剤、試薬から光学機器、または建築（インテリア～空調関連他）関係など多数あります。

医療機器や薬剤、試薬などの進歩は治療成績の向上へつながり、治療施設にとっても、赤ちゃんの望むご夫婦にとってもはなくてはならない大事な関係者です。

今回は、その関連企業の中から16社を紹介します。

完全ガイドで徹底施設紹介／協賛施設

※ 北から順の掲載

良い胚を移植しているのになかなか着床しない…
そのような時には次に、子宮側を調べてみましょう。

エンドメトリオ
三姉妹検査
ERA・EMMA & ALICE

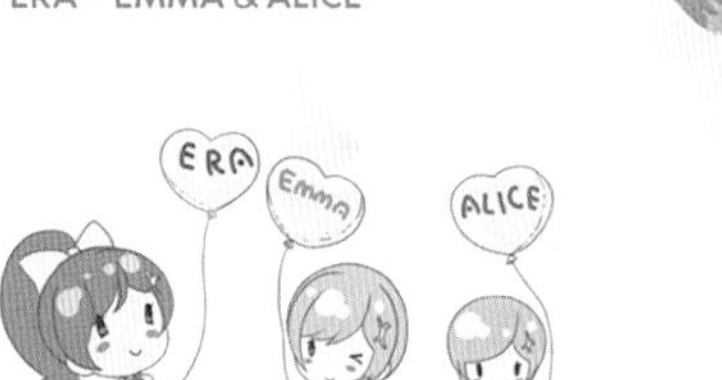

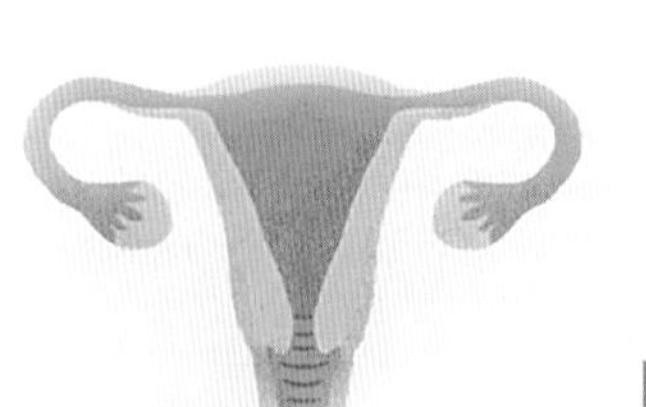

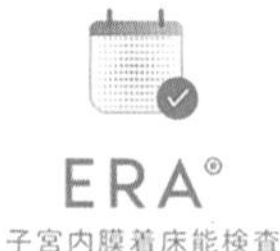

ERA®
子宮内膜着床能検査

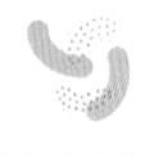

EMMA
子宮内膜
マイクロバイオーム検査

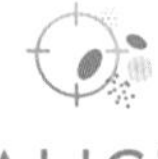

ALICE
感染性慢性
子宮内膜炎検査

子宮内環境を整えて、大切なたまごを迎えてあげましょう！

「胚の着床に適した子宮内膜環境、胚移植に適したタイミングを調べる検査」をご存知ですか？

子宮内環境を整えることで、妊娠率が向上すると報告されています。[*1]

株式会社アイジェノミクス・ジャパンでは、大切な胚の移植タイミングや、子宮内環境（子宮内フローラ）を調べることができるERA・EMMA&ALICE検査を提供しています。

これらは１度の内膜採取で3つの検査が同時に検査できることから、TRIO（三姉妹）検査と呼ばれています。

また海外では、子宮内の細菌環境がラクトバチルス属で90%以上を占めている場合、90%未満の場合で、移植あたりの妊娠率がそれぞれ70.6%・33.3%と有意な差があった報告があります。[*2]

TRIO検査は、「着床の窓」と「子宮内フローラ」を調べるための遺伝子検査として、世界で初めて開発されました。日本国内でも約330の施設に導入されています。

● ERA（エラ）検査では、着床の可能性が高まるタイミング（着床の窓）を調べます。「着床の窓」に合わせて胚移植を行うことで、累積妊娠率が約25%改善[*3]したという報告があります。（図1参照）

● EMMA（エマ）検査では、子宮内の細菌バランスを調べます。善玉乳酸菌（ラクトバチルス）を増やし、その他の悪玉菌を治療することで、累積臨床的妊娠率、継続妊娠率が向上したという報告があります。（図2参照）

● ALICE（アリス）検査では、EMMA検査で検出された悪玉菌のうち、特に不妊の原因となりやすい慢性子宮内膜炎の原因菌10種の有無を調べ、慢性子宮内膜炎の予防・治療に役立てます。（図3参照）

ERA・EMMA&ALICE検査の詳細は担当医にお尋ねください。

図1

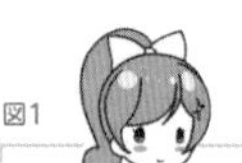

● 子宮内膜が胚を受け入れ、着床可能になるタイミングを「着床の窓」と呼びます。
●「着床の窓」には個人差があります。
● わずか12時間の移植タイミングのずれによって、受精卵が着床できないことがあります。

ERA（エラ）検査
あなたの着床の窓を調べます

不妊治療に通う約38%の女性は「着床の窓」にズレがあります。[*4]

38%ズレている

ERA検査を基に胚移植すると累積妊娠率が約25%改善した報告があります。[*3]

図2

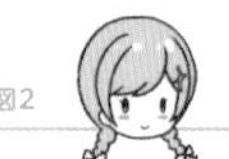

●「何度も胚移植しているのに、着床しない」この悩みを抱える人の約50%に子宮内フローラの乱れがあると言われています。[*1]
● 検出された菌の種類に合わせて医師が治療を行います。

EMMA（エマ）検査
子宮内膜の細菌の種類と量を調べます

子宮内乳酸菌が多い群		子宮内乳酸菌が少ない群
70.6%	妊娠率	33.3%
58.8%	生児獲得率	6.7%

図3

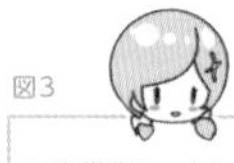

● 次世代シーケンサーによる遺伝子検査技術を用いることで、これまでの手法では特定できなかった菌の検出も可能となりました。

ALICE（アリス）検査
慢性子宮内膜炎を起こす細菌を調べます

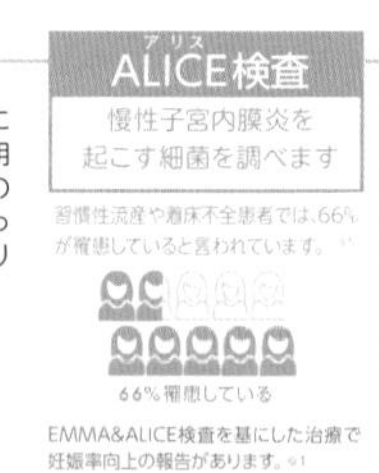

*1 Nanako Iwami, Miho Kawamata, Naoko Ozawa et al. J Assist Reprod Genet 40, 125-135 (2023) .*2 Moreno, Inmaculada et al. American Journal of Obstetrics & Gynecology. Volume 215, Issue 6, 684 - 703. *3 Simon et al, RBMO VOLUME 41 ISSUE 3 2020. *4 アイジェノミクス社内データ（2022年6月時点）*5 Moreno Inmaculada et al. American Journal of Obstetrics & Gynecology. 2018 Jun;218(6):602.e1-602.e16.

エンドメトリオ（三姉妹）検査は、要件を満たした医療機関で実施された場合に限り先進医療として保険診療と併用することができます。医療保険によっては先進医療特約でカバーされる場合があります。また、地域により助成金の対象となる場合があります。

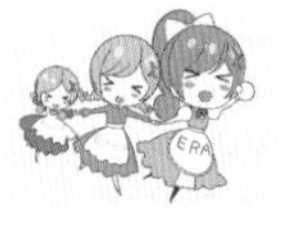

アイジェノミクス

公式LINEで、検査に関するご質問にお答えしています。

LINE

YouTube

X

株式会社アイジェノミクス・ジャパン
〒103-0013 東京都中央区日本橋人形町2-7-10 エル人形町 4F
TEL：03-6667-0456 URL：https://www.igenomix.jp

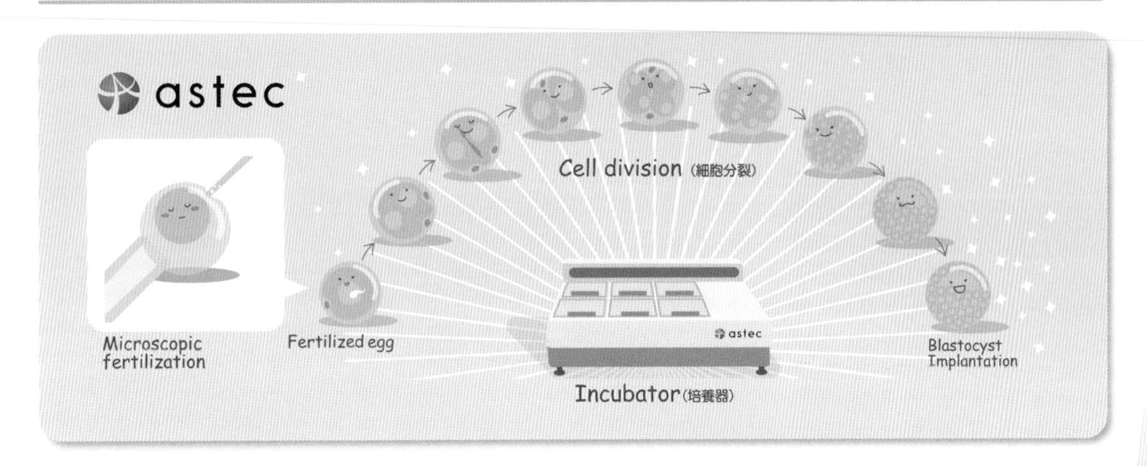

私たちアステックは日本を代表する培養器メーカーです。“生命を大切に育てる”それが私たちの使命です。

“ジャパンクオリティ”アステックは日本で唯一、医療機器レベルの細胞培養インキュベーターを作ることができる培養器専門メーカーです。

私たちにお手伝いできることは、優れた技術を駆使し最高水準の品質管理を徹底し、技術者さま、研究者さまそして患者さまに寄り添うことです。アステックのIVFインキュベーターは、受精卵を完璧な環境で培養するために開発されています。様々な培養室のニーズにマッチするようにデザイン、設計されており、最新機種であるタイムラプスインキュベーターや、個別管理がしやすいパーソナルタイプなど、機能とともに使いやすさも追及。当社スタッフの手で、一台一台丁寧に納品いたします。

創業以来45年、最高の培養環境をお届けするために、この変わらぬ信念のもと、世界50ヶ国以上でご使用いただいております。私たちアステックは生殖医療施設の皆さまの手を通じて、皆様が快適で安心して治療が受けられるよう、全力でサポートいたします。

アステックの代表的なIVF製品

受精卵観察システム
タイムラプスインキュベーター
CCM-iBIS-SL

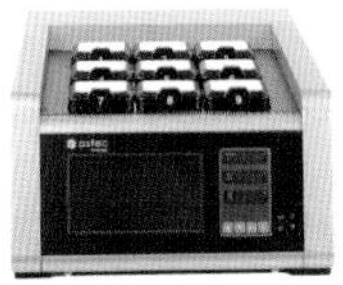

ベンチトップインキュベーター
EC-10

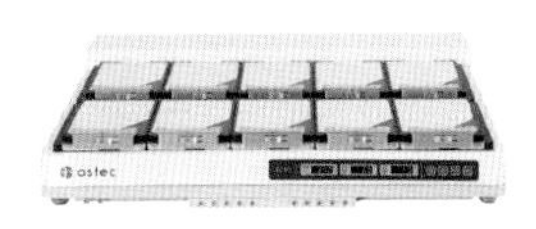

コンパクトマルチガスインキュベーター
SD-830

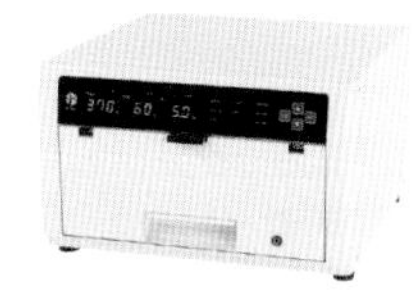

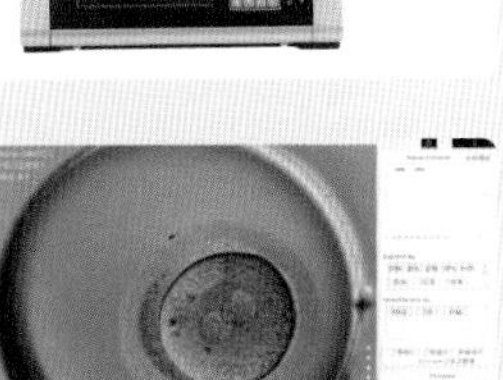

タイムラプス画像処理ソフト
LinKID Image analyzer

生殖医療のプロセスにおいて、卵細胞にとっては採卵直後から再び胚移植されるまで継続した環境ストレスに曝されることになります。
タイムラプスインキュベーターは、培養環境を壊すことなく受精後の卵を観察することができる装置で、卵への環境ストレスを最小限に軽減することができます。
各培養チャンバーの温度/ガス制御が独立しており、他チャンバーの開閉はその他のチャンバーに影響しない設計になっております。アステックの受精卵培養用インキュベーターにはすべてこのような独立制御のチャンバー構造が採用されております。

株式会社アステック
〒811-2207　福岡県糟屋郡志免町南里4丁目6番15号
TEL:092-935-5585　URL:https://www.astec-bio.com

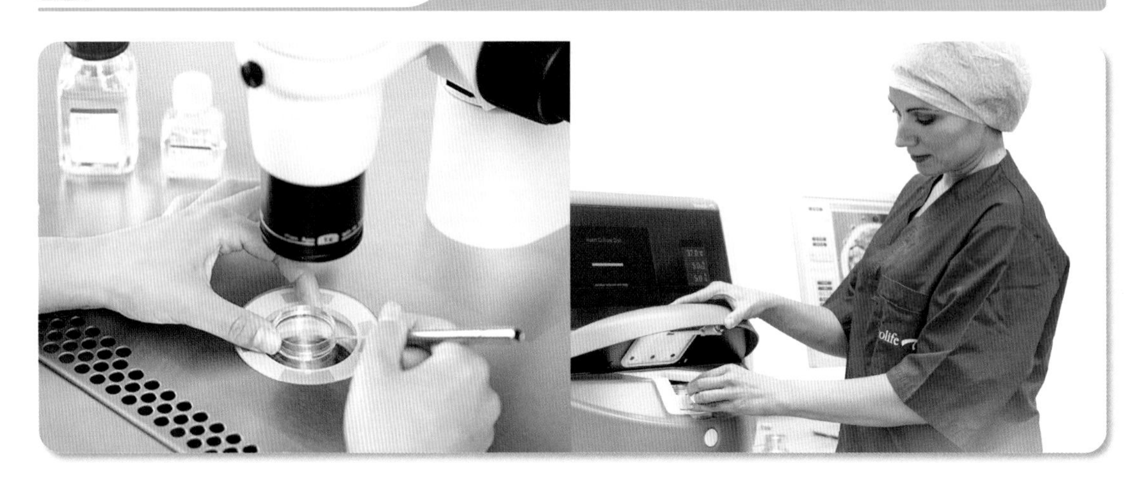

タイムラプス型インキュベーターや高濃度ヒアルロン酸含有培養液をはじめ、不妊治療分野の製品を提供する世界的なリーディングカンパニーです。

ヴィトロライフ社はスウェーデンに本社を置き、タイムラプス型インキュベーターや高濃度ヒアルロン酸含有培養液をはじめ、不妊治療・生殖医療分野において先進的な製品を提供する世界的なリーディングカンパニーです。不妊治療分野において、価値あるソリューションとサービスを提供することにより、治療成果を成功に導くために医療現場をサポートすることを使命としています。現在、全世界に約1000名の従業員を擁し、製品は世界100ヵ国以上で販売されています。

1994年の設立で、事業とサービスを拡大するために2009年3月にヴィトロライフ株式会社が日本で設立されました。生殖医療の要となる採卵針、培養工程で使用される培養液やインキュベーターほか各種機器などを販売している信頼ある、お馴染みの企業です。

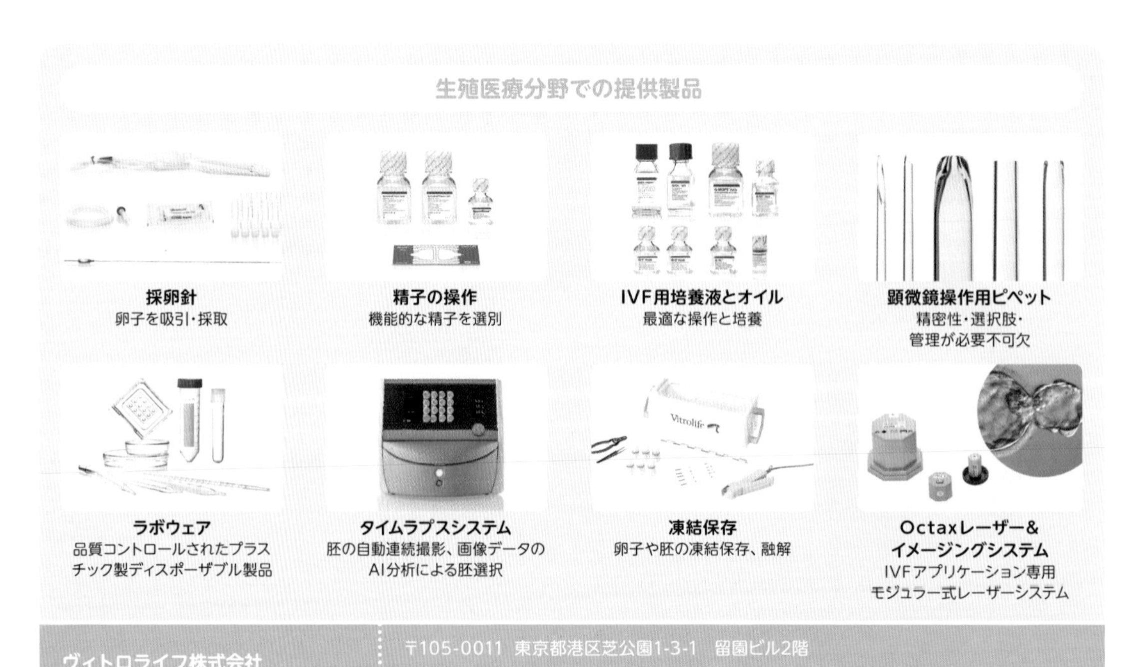

ヴィトロライフ株式会社
〒105-0011 東京都港区芝公園1-3-1 留園ビル2階
TEL：03-6459-4437 URL：https://www.vitrolife.com/ja-jp/

エア・ブラウン株式会社

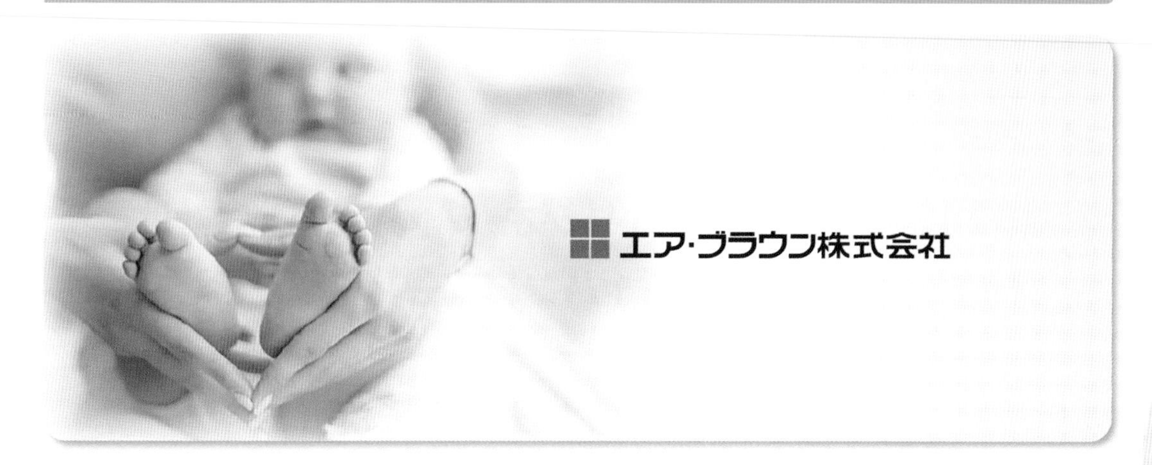

豊かな社会づくりに貢献したい。

私たちエア・ブラウンは、英国にルーツを持つ技術専門商社として70余年、エレクトロニクス、自動車、化学、医薬、バイオなど各業界の技術革新への貢献を目指して、世界中の先端技術またそれらから生み出された商品・サービスを探索しお届けしてまいりました。近年では食料問題、少子高齢化時代への貢献を目指し、畜産・医療分野にも事業範囲を拡げ、活動地域は日本国内のみならず中国、その他アジア各国にまで拡大しています。

2016年には生殖医療向け商品の取扱いを開始し、現在ではAHA用レーザー、精子・精液分析、SL-ICSI用紡錘体可視化システム、各種培養液など、先進的な商品・サービスを国内外の生殖医療機関にお届けし、それらが適正かつ効果的にご使用頂けるよう日々サポートを続けております。

豊かな社会づくりに貢献したい、この想いのために私たちはチャレンジし続けます。

取扱商品例

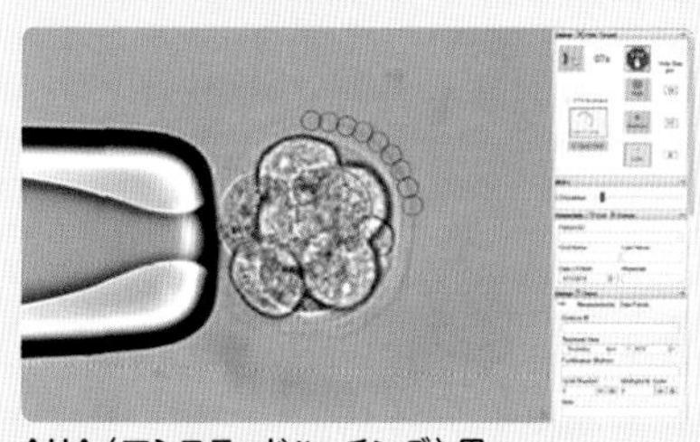
AHA（アシステッドハッチング）用レーザーシステム

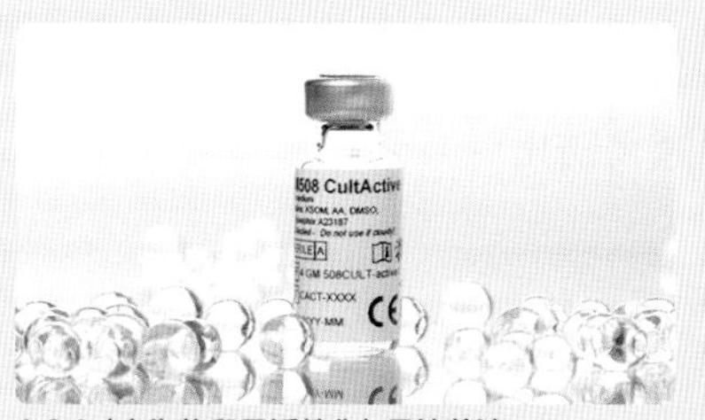

AOA（人為的卵子活性化）用培養液

当社の活動

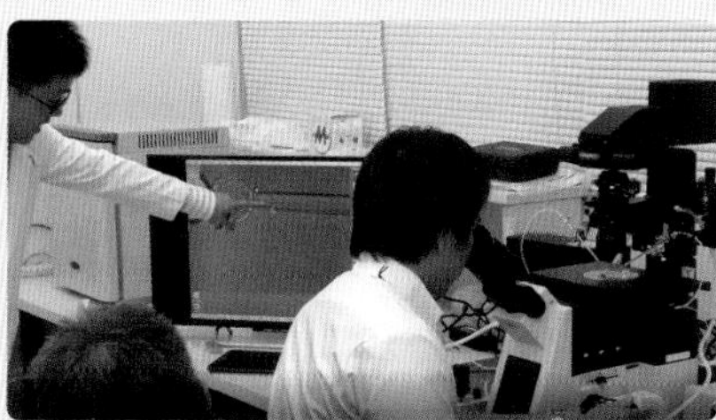

胚培養士向け技術ワークショップの開催

若手胚培養士の方々を対象とした技術ワークショップを開催し、培養室における基本的な手技向上のためのトレーニングの場を提供するとともに当社商品の適正かつ効果的な使用の推進を進めています。

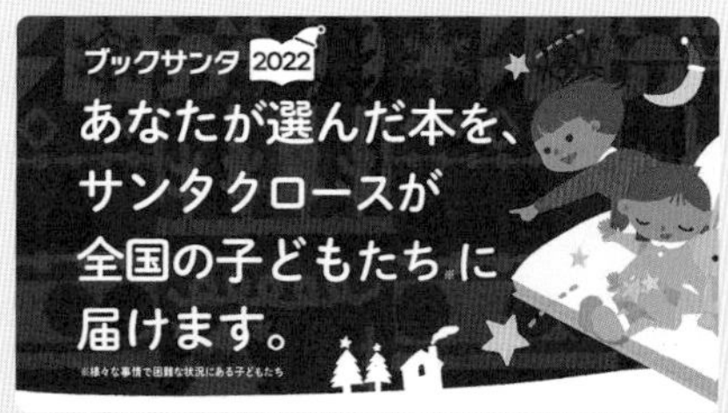

ブックサンタ 2022
あなたが選んだ本を、
サンタクロースが
全国の子どもたちに
届けます。
ブックサンタ活動

社会貢献活動の一環として、ブックサンタ活動に協賛し、厳しい環境にいる子どもたちや保護者の方々、子ども支援団体や児童福祉施設に対し書籍の寄付活動を行っております。

エア・ブラウン株式会社
〒104-0061 東京都中央区銀座8-13-1　銀座三井ビルディング 2F
TEL:03-3543-8831　URL:https://www.arbrown.com/

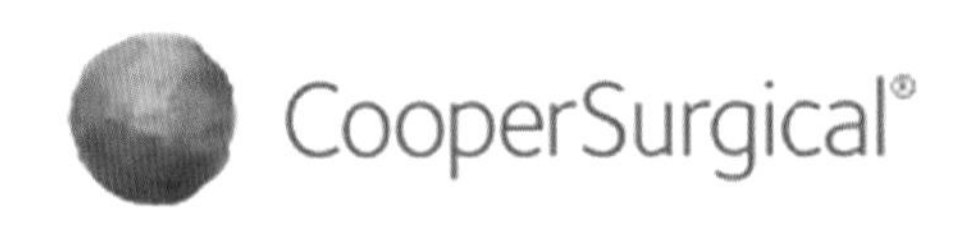

2024年4月1日より、オリジオ・ジャパン株式会社はクーパーサージカル・ジャパン株式会社になりました。

体外受精に欠かせない培養液から遺伝子検査、設備機器までトータルソリューションを提供しています。

我々は産婦人科領域のサプライヤーとして、医療器具やART（高度生殖補助技術）関連製品を取り扱い、多くの不妊治療施設でご利用いただいています。充実した製品群で不妊に悩むカップルに赤ちゃんが授かるお手伝いと、女性が健康に過ごせる世界の実現を目指しています。

CooperSurgicalだけのユニークな製品やサービス

GM-CSF含有胚移植メディウム

妊娠に関わるサイトカインであるGM-CSF含有の胚移植用メディウムは、胚の状態を整え、妊娠を継続させる力を引き上げます。

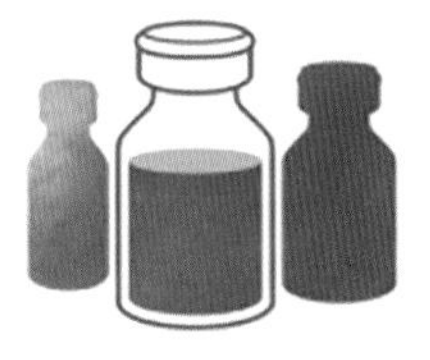

PICSI製品

精子がヒアルロン酸に結合する特性を利用して遺伝的に正常な精子を選択することで、顕微授精における培養成績・臨床成績の改善に役立ちます。

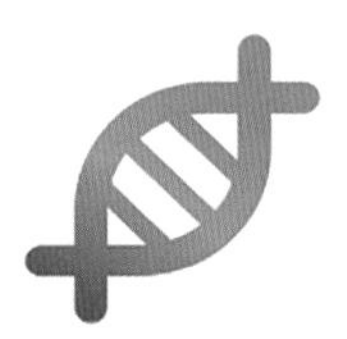

遺伝子検査サービス

人工知能（AI）やビッグデータを用いた解析による、独自の染色体胚異数性検査（PGT）や子宮内膜胚受容期検査は、受精・着床率の向上が示唆されます。

ART（高度生殖補助技術）を支えるサンプル取り違え防止システム

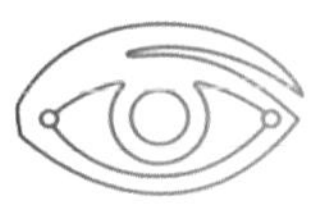

すべてのプロセスを監視するサンプル取り違え防止システム RI Witness™ システム

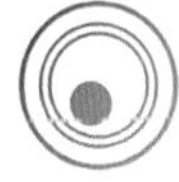
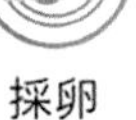
採卵

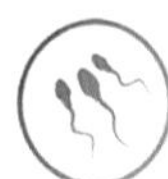
精子調整

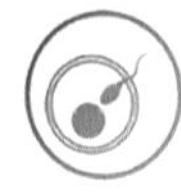
受精

培養

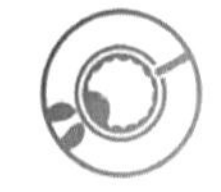
バイオプシー

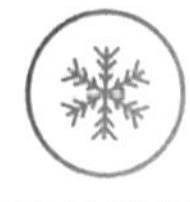
凍結融解

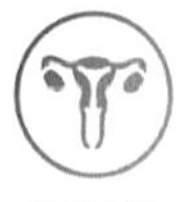
胚移植

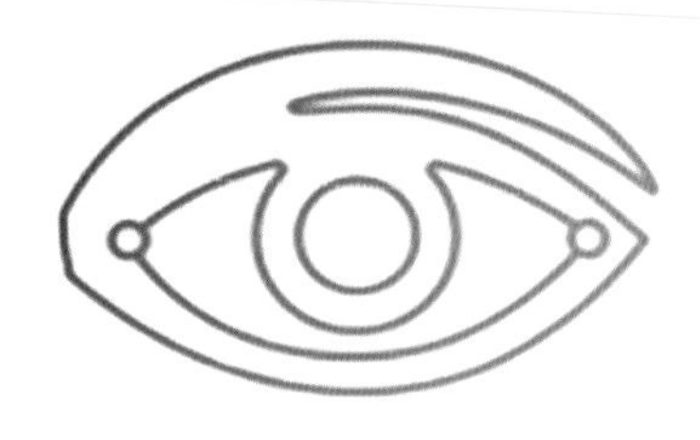

サンプル取り違え防止システム

RI Witness™ システム

命の源を見守り、皆様へ安心と安全を届けるために世界中で利用されています。

RFID技術で
偶発的な
取り違えを防止

ART（高度生殖補助技術）のために開発されたRI Witness™では、RFID技術を用いた自動識別により常に、作業エリアを監視するとともにサンプルの移動も追跡します。

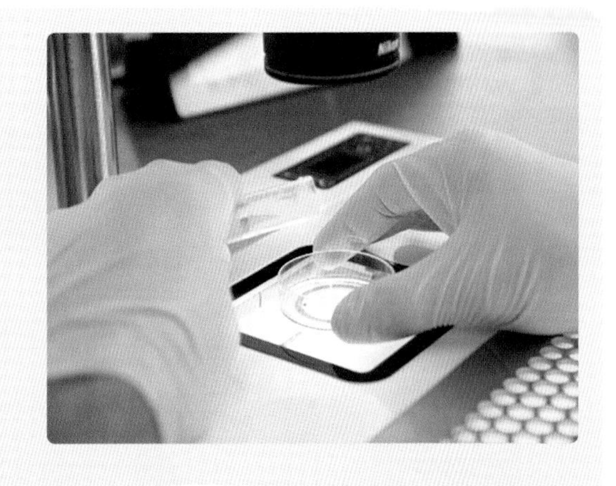

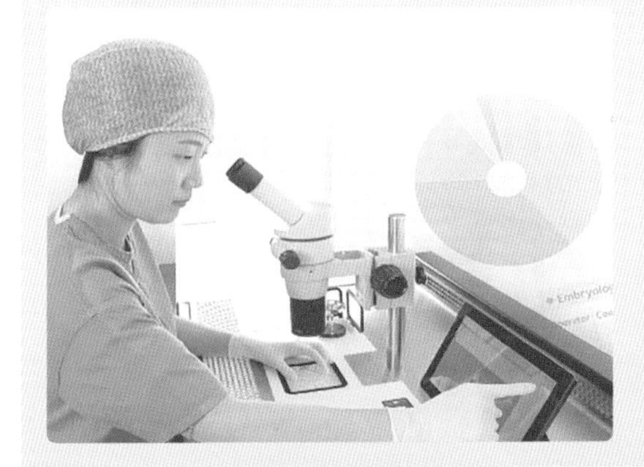

大切な
胚や配偶子を
守るために

医療施設にとって、患者様の胚や配偶子の取り違え防止は最優先です。
RI Witness™を導入している医療施設は、取り違え防止への高い意識を持っている証ですので、患者様は安心して治療に臨めます。

クーパーサージカル・ジャパン株式会社
〒231-0021 神奈川県横浜市中区日本大通11 横浜情報文化センター4F
TEL：045-319-6580 URL：https://coopersurgicalfertility-jp.com/

株式会社オフショア

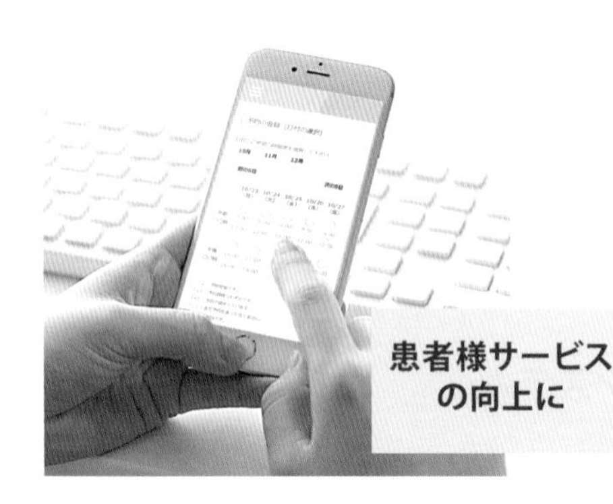

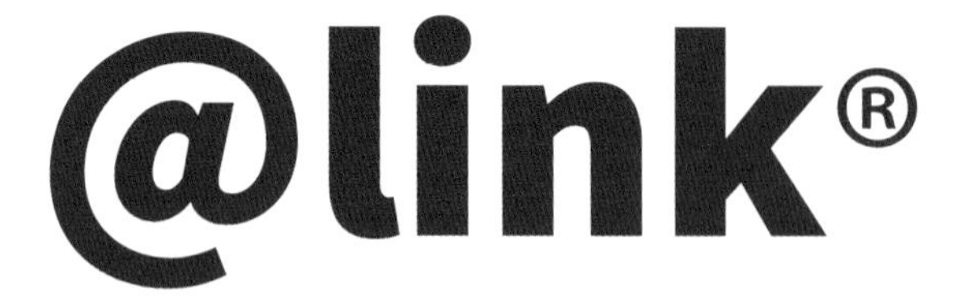

患者様サービスの向上に

待合室の混雑緩和に

院内業務の効率化

患者様への連絡ツール

医療機関業務支援システム「@link」は病院・クリニックにおけるIT化・DX化を促進し、@linkを中核に、@linkだからこそ実現できるサービスを提供します。

1 予約 Web・アプリ

2 デジタル診察券

3 呼出 サイネージ・アプリ

4 Web問診

5 オンライン決済

6 周産期管理

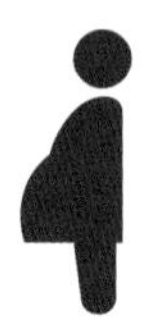

7 オンライン エコー動画閲覧

8 出産記念品

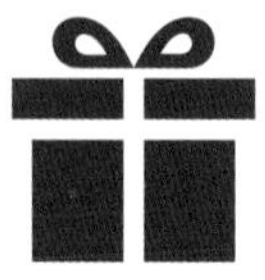

9 ART管理

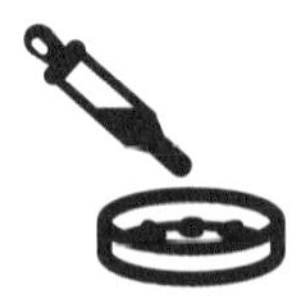

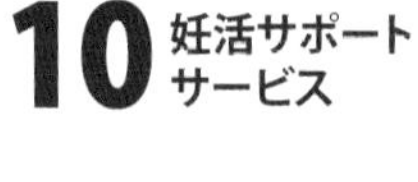

10 妊活サポートサービス

11 動画・静止画配信サービス

12 データ分析

アットリンク

https://www.offshore-inc.co.jp

078-241-1155（代表）

お問い合わせはこちら →

OFFSHORE 株式会社オフショア

神戸本社	〒651-0096 兵庫県神戸市中央区雲井通4-2-2 マークラー神戸ビル6F TEL：078-241-1155
東京オフィス	〒104-0031 東京都中央区京橋3-14-6 齋藤ビルヂング8F TEL：03-6228-7722

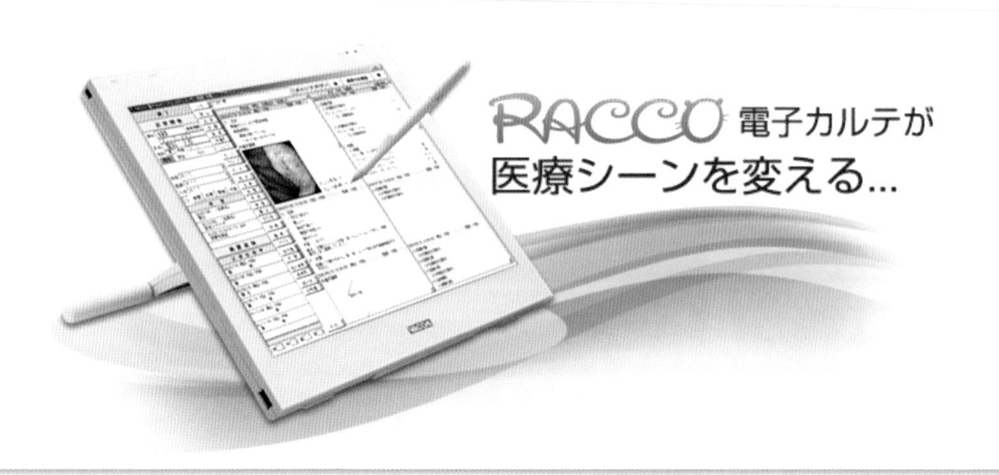

システムロードは電子カルテシステムを中核技術として独創的な医療ITを提供しています。

私たちの提供するシステムは、基幹となる電子カルテシステムとART管理システムによる記録やチャート・オーダ機能などの充実からクラウドによるBBT記録、問診など、さまざまなシステムをトータルコーディネートすることで統合医療情報の構築を実現します。

例えば、超音波の画像や数値データ、顕微鏡の画像や動画、ホルモン検査の結果、予約システムや自動精算機にいたるまで全体の機器やシステムをシームレスに連携していきます。

また、電子カルテ化するとコンピュータへの入力が手間となり、患者様のことを見なくなると心配されるドクターの声をよく耳にしますが、RACCO電子カルテなら従来の紙カルテのイメージをそのままに、見やすさを追及した診療録画面になっています。そのため理解しやすく、患者様の視点に立ったインフォームド-コンセントを実現することができます。患者様と一緒に画面に向かって説明することで、患者様と時間と情報を共有することは、より確かな信頼を築きあげていきます。

そして、説明に使用したシェーマは、その場で印刷して患者様に渡すことも可能です。

このような医療シーンがRACCO電子カルテによって始まります。

電子カルテの患者様メリット

❶ 受付から会計までの時間が短縮

紙カルテでは、スタッフが必要なカルテをカルテ倉庫から運んでいました。電子カルテはパソコンで開くだけなので、患者様をお待たせすることがなくなります。

❷ 診療内容が充実

紙カルテでは、過去の検査結果や診療記録を探すのに時間がかかりましたが、電子カルテには検索機能があるので、過去の検査結果や診療記録を短時間で探せます。しかも見やすく、グラフなどにして表示することも可能です。患者様にわかりやすく説明することが可能になります。

❸ 医療の安全の向上

従来は人によって行われていた安全確認ですが、電子カルテにはそうしたシステムが組み込まれているので、二重に安全確認ができるようになりました。

RACCO 電子カルテ
Road Applications : Core Competence and Originality

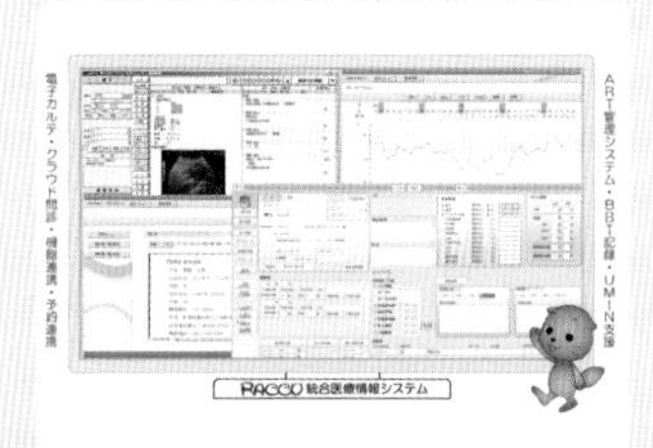

見慣れた紙カルテの見栄えをそのままに、いかに使いやすく業務をスムーズに行いながら、患者様に喜ばれるかを追求しました。

患者様に画面を見せながら説明し、そのまま印刷をして患者様に渡す事ができます。

システムロード株式会社
〒104-0033 東京都中央区新川1-3-3 グリーンオーク茅場町
TEL：03-3553-9812 URL：https://www.road.co.jp/

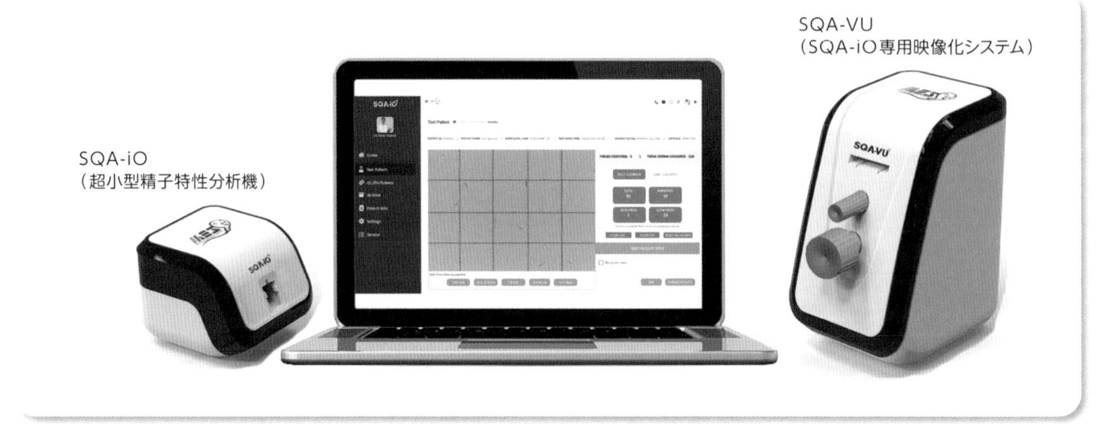

株式会社ジャフコは、精子特性分析機のリーディングカンパニーです。

1987年に精子特性分析機SQAの開発者の一人と知り合ったことが日本の不妊治療の現状に目を向けるきっかけになり、それから30年以上に渡って精子特性分析機SQAと共に歩んで参りました。

近年、少子高齢化や出生率の低下がTVや新聞、雑誌などでも話題を呼び不妊症も注目を集めております。

また男性の精子が減ってきているということもマスコミに取り上げられることが多くなり、結婚前に彼の精子を測ってもらいたいという女性側の両親からの依頼まで聞かれるようになりました。

現在の日本では6組に1組のご夫婦が不妊症で悩んでいるというデータもあります。その不妊原因の約半数を占める「男性不妊」の検査である「精液検査」は未だに顕微鏡で精子数を数え、奇形率や運動率を求めるという昔からの方法に頼っています。

しかし、数千万という数の動いている精子を数えるには検査技師の熟練度と時間を必要とし、得られたデータも測定者の主観や疲労度、経験によって大きく変ってしまうことが指摘されています。

株式会社ジャフコでは、産婦人科他専門クリニックや、研究機関向けにブライダルチェックや幅広い分野に対応した精子特製分析機を取り揃えております。

不妊治療施設で活躍

精子特性分析機 SQA（Sperm Quality Analyzer）はイスラエルで開発され、短時間で精子検査ができる機器として、日本生殖医学会や日本受精着床学会など多くの学会で研究発表が行われており、その度に大変話題を呼んでいます。

特に顕微鏡では見ることができない平均精子速度や高速直進運動精子濃度：PMSC(a)、SMI(Sperm Motility Index)など、精子の受精能力の予測に有用なデータが得られることが特徴です。

顕微鏡を使って人の目で精子数、運動精子数などをカウントする従来の検査法は、検査技師、培養士の経験や技術の差などからばらつきもありますが、『SQAシリーズ』で測定した場合には、測定者も施設間の差もなく検査データをまとめることができます。
海外での導入施設は4000件を超え、国内では、国公立大学病院や不妊治療専門クリニックだけでなく、一般産婦人科、泌尿器科、製薬メーカーなどの400以上の導入実績があります。

精液特性分析レポートの内容

1. 精子濃度　2.運動率　3.正常形態率　4.SMI（精子自動性指数）　2a.高速前進運動率　2b.低速前進運動率　2c.非前進運動率　2d.不動率　5. 運動精子濃度　6a.高速前進運動精子濃度　6b.低速前進運動精子濃度　7. FSC（機能精子濃度）　8.Velocity（平均精子速度）

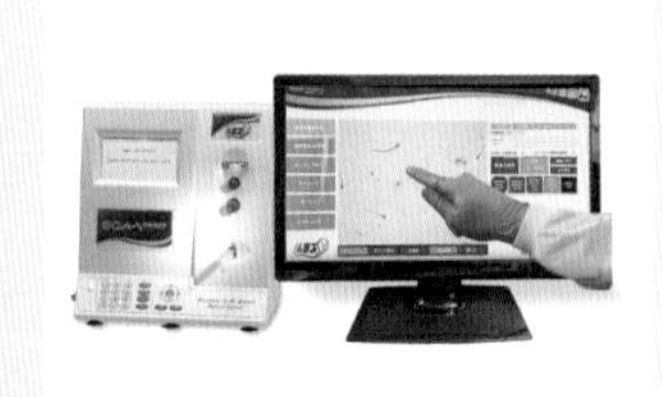

SQA-VISION

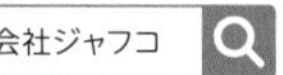

WEBSITE→

株式会社ジャフコ
〒154-0012 東京都世田谷区駒沢1-17-15 3F
TEL：03-5431-3551　URL：https://www.jaffcoltd.com/

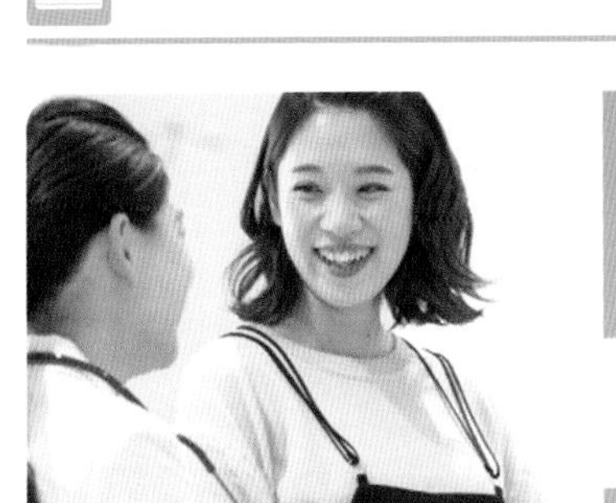

その進化は「使いやすさ」とともに。

匠シリーズ

タック電子カルテシステムDr.F

周産期施設向け　不妊治療施設向け

製品サイトはコチラ▶

タック電子カルテシステムDr.Fは産婦人科・不妊治療施設特有の業務に特化しています。外来から入院までトータルにサポートいたします。

タック株式会社は、「産婦人科・不妊治療」の他「健康診断」「リハビリテーション」「メンタルヘルスケア」という専門性の高いヘルスケア分野で、各種製品サービスをご提供しています。昨今の急速な少子高齢化、人生100年時代の到来という社会的潮流において、医療機関のDX（デジタルトランスメーション）を実現いたします。

タック電子カルテシステムDr.Fが不妊治療施設において、最も好評を博している機能が「不妊治療カレンダー」です。不妊治療一覧からは周期ごとの治療経過を、さらに周期の治療履歴も簡単に把握ことができるのが特長です。

開発当初より「使いやすい、見やすい」をコンセプトに作り上げたタック電子カルテシステムは、医師・患者様の双方に見やすい画面で、患者様へのより良いサービスの一助となっております。今後もお客様・現場の声を大切に、あったらいいな、を実現すべく年に1回以上のレベルアップを実行して参ります。常に陳腐化しないシステムを目指し「その進化は使いやすさとともに」をコンセプトに成長を続けております。

タック電子カルテシステムDr.Fが選ばれている3つの理由

周産期の情報と
不妊治療の情報を
一つの場所で管理したい…

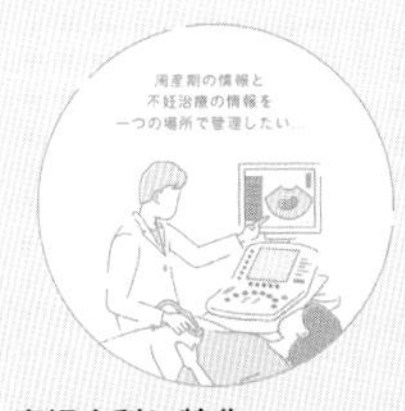

産婦人科に特化
不妊治療にも対応

紙カルテでは、スタッフが必要なカルテをカルテ倉庫から運んでいました。電子カルテはパソコンで開くだけなので、患者様をお待たせすることがなくなります。

カルテの操作が複雑で
紙カルテより時間が
かかってしまう…

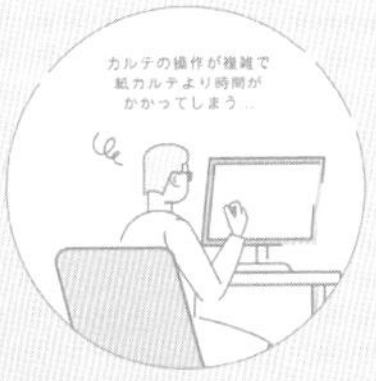

操作性・使いやすさ◎
圧倒的に業務がはかどる

多くの医療系システムを手掛けたタックならではのノウハウが詰まった電子カルテシステム。業務がはかどる操作性・使いやすさが魅力です。

受付・会計・レセプト業務の
手が足りない…

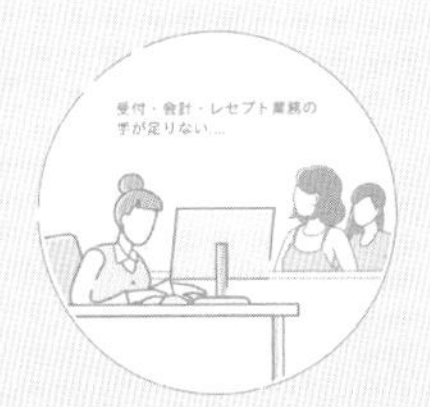

他社システムとの連携が充実
院内の業務効率化を促進

産婦人科特有の様々な機器との連携が可能。診療予約システムや医事会計システムとの連携も可能で、業務全体の大幅な効率化が見込まれます。

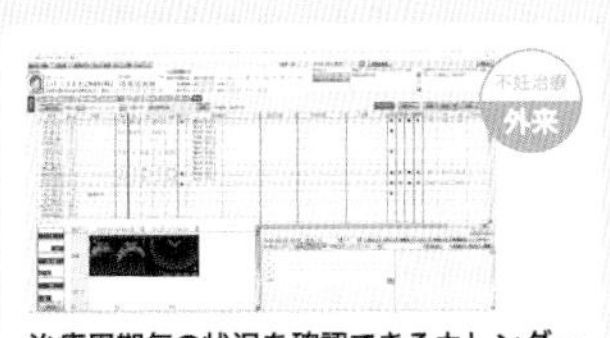

治療周期毎の状況を確認できるカレンダー

治療周期毎の投薬状況や子宮内膜、卵胞の状態、ホルモン検査の結果、エコー画像などを同時に確認可能です。

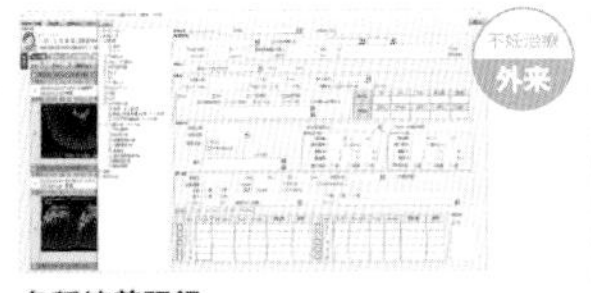

各種培養記録

採卵記録、移植記録、培養観察記録、凍結記録、融解胚観察記録などを作成可能です。

タック株式会社
〒503-0803 岐阜県大垣市小野4丁目35番地12
TEL：0584-75-6501　URL：https://www.taknet.co.jp/karte/

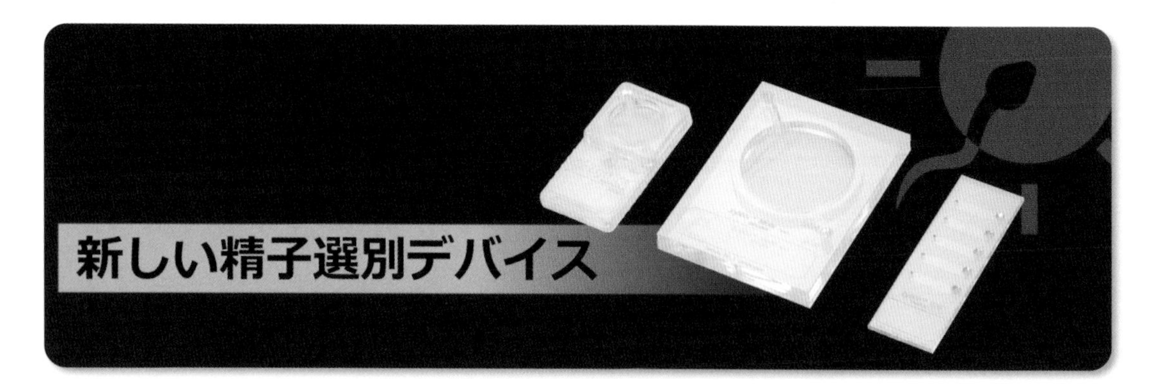

「1人でも多くの人を救いたい」という創業者の意志のもと、医療機器の輸入販売を精力的に行っています。

東機貿は『1人でも多くの人を救いたい』という創設者の意志のもと、1955年設立以来、医療機器の輸入販売を行なっております。創設者・佐多保之の祖父である桜井郁二郎は、日本最初の産婆学校と産婦人科専門医院を設立した医師であることから産婦人科領域に縁が深い会社です。

1986年にクックメディカル社と代理店契約を行い、体外受精関連の製品としては日本で初めて輸入承認を取得しております。2019年には、新しいマイクロ流体技術を用いた精子調整関連製品の販売を開始しました。近年注目を浴びております精子ですが、精子処理方法は体外受精が始まって以来、ほとんど変化がありませんでした。マイクロ流体技術を用いた新しい精子処理の製品は、遠心分離せずに精子を回収することができます。

今後も、さらなる不妊治療の医療向上に協力することを目指し、『体外受精』の製品を弊社が代理店として日本市場に提供していきたいと考えております。

また、体外受精のみならず、産科分野の製品も強化しています。体外受精から産科関連製品まで、生命の誕生に関わる製品を扱うため、企業倫理の確立が不可欠であります。弊社は、外部講師による研修会や社内研修により、社員一人ひとりが倫理意識の向上に常に努めています。

ZyMot スパームセパレータ ／ 不妊治療における精子選択の重要性

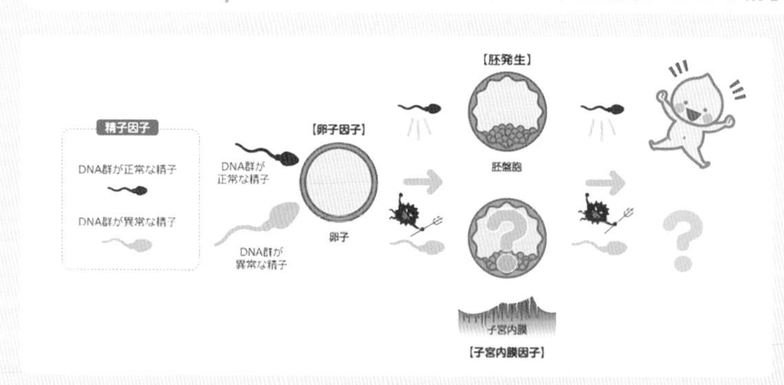

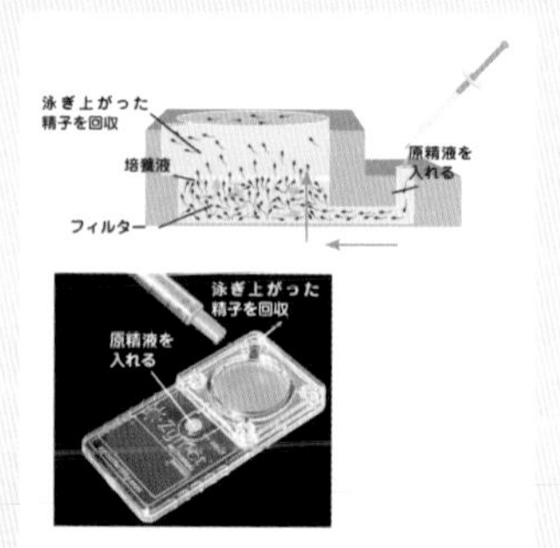

精子によって卵子に運ばれる父親の遺伝情報＝DNAは、母親のDNAと融合して子供のDNAを形成します。生児獲得率に影響する因子は卵子、精子、着床する子宮の状態が強く関連づけられています。

もし、DNAに異常を持つ精子が卵子と受精してしまうと、その後の胚発生と生児獲得の両方に負の影響を及ぼす可能性があります。DNA異常を持つ精子がART成績の低下を招かないよう、治療においてはどのように最適な精子を選択するかが重要です。

株式会社 東機貿
〒106-8655 東京都港区東麻布2-3-4
TEL：03-3586-1421　URL：https://www.tokibo.co.jp

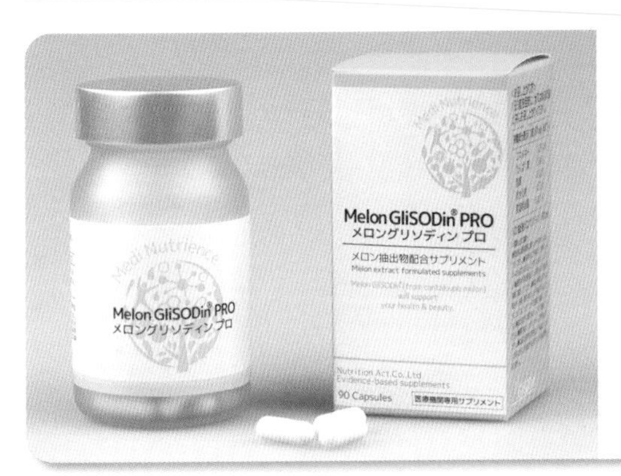

メロングリソディン プロ
過剰な活性酸素の影響が気になる方に

着床でお悩みの女性・サビが気になり元気がない男性に

主原料・メロングリソディンは、南フランス産の通称「腐りにくいメロン」に豊富に含まれる抗酸化酵素SODを活用して生まれました。生体内の抗酸化酵素を誘導し高めるという画期的なメカニズムを有します。抗酸化酵素は、通常の抗酸化物質に比べて、100万倍以上の抗酸化力を発揮すると言われています。

人工授精治療との併用で妊娠率の向上、子宮内膜厚、および卵胞数を改善する効果が臨床試験で確認されています。

アンチエイジング理論に基づく不妊サポートサプリメント 元気で健康なお子さまの妊娠・出産を望むお二人のために。

私たちニュートリション・アクトは、究極の健康をめざし、様々なニュートリション(栄養)関連の事業を行っております。1993年の創業以来、科学的な裏付けや品質を重視した原材料の販売、機能性食品や化粧品の開発に加え、特定保健指導やセミナーの実施など、皆様の究極の健康に貢献できるよう取り組んで参りました。

そして現在、私たちは医療現場においても、確かな科学的裏付けがあり、安全に安心してお使いいただけるサプリメントをお届けし、患者様の健康に貢献できるよう取り組んでいます。不妊でお悩みの方の妊娠・出産の手助けができるサプリメントとしてもご提供しております。

不妊の原因は様々考えられますが、近年は晩婚化による出産の高齢化、つまり加齢(エイジング)の影響もそのひとつだと言われています。そこから、卵子に対するアンチエイジング、精子や精巣へのアンチエイジングが注目されています。

弊社では、細胞レベルのアンチエイジング理論に基づいた**3つの医療機関専用サプリメントをラインナップし**、国内1,000施設近くのクリニックで採用いただいています。特長は、ヒトが本来持っている機能にアプローチすることで、安全かつ高機能をかなえていることです。妊娠しやすい体づくりをサポートし、不妊治療の効果を高めることが期待できます。不妊サポートサプリメントとしても、是非ご活用下さい。

オレアビータ プロ　ミトコンドリアの衰えが気になる方に

卵子の質でお悩みの女性　運動機能の衰えが気になる男性に

主原料・オレアビータは、ルイパスツール大学の研究をもとに、400種類以上の植物エキスを選別し開発された特別なオリーブ葉エキスです。細胞膜に存在する受容体TGR-5を刺激し、ミトコンドリアを増殖・活性化することが確認されています。

卵子・精子の老化に大きく関係するミトコンドリアに働きかけ、活力アップすることで、加齢による不妊の改善効果が期待できます。

エーシーイレブン プロ　加齢による影響が気になる方に

流産でお悩みのご夫婦　35歳以上のご夫婦に

主原料・エーシーイレブンは、DNA研究の世界的な権威Dr. Peroによる30年以上にわたる研究から生まれました。南米アマゾンで2000年以上前から感染症治療などに用いられてきたキャッツクローの樹皮から、有効成分を抽出しました。ヒトが生来持つDNA修復機能を促進することが確認されており、FDA（アメリカ食品医薬品局）でクレームが初めて受理されました。

DNA損傷が不妊にも関わっているとする研究が報告されています。エーシーイレブンには、**DNA修復促進による不妊改善が期待できます。**

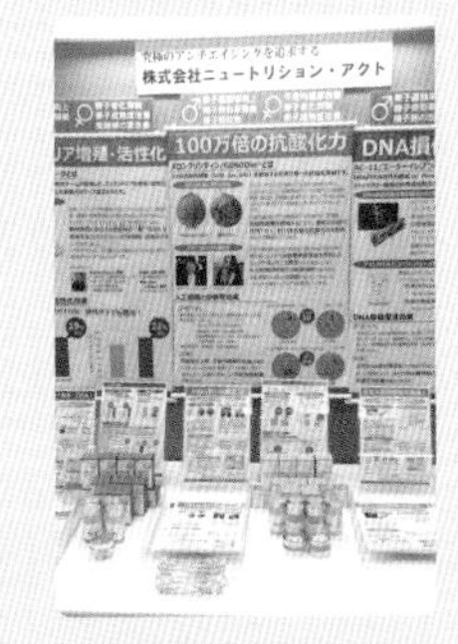

生殖医療関連の学会にも出展しております。

株式会社ニュートリション・アクト
〒104-0061 東京都中央区銀座一丁目13番15号 ダイワロイヤル銀座ビル 3F
TEL：03-3538-5811 URL：https://www.nutrition-act.com

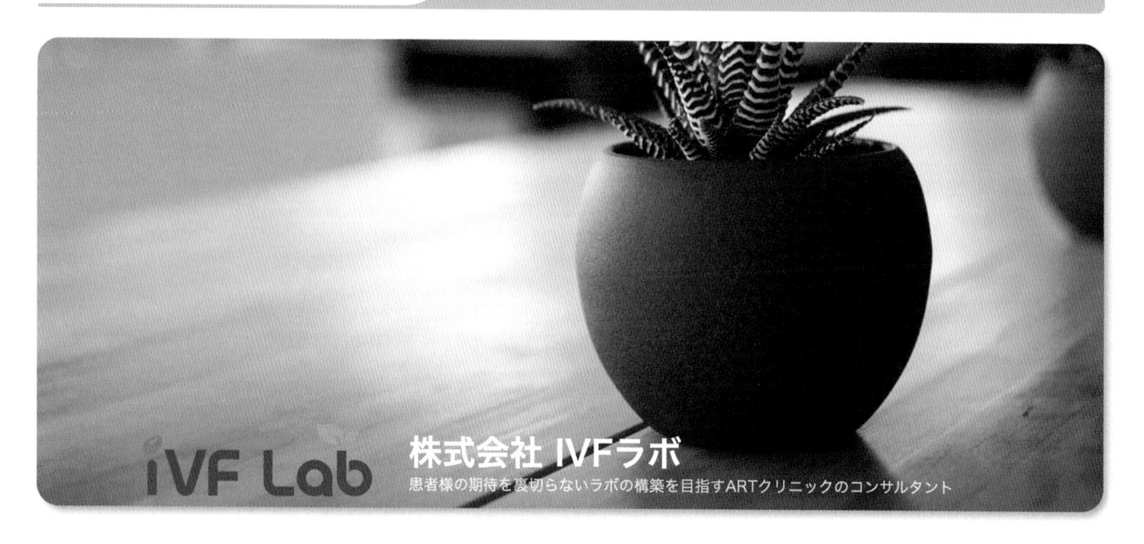

私たちIVFラボと共に患者様の期待を裏切らない培養室の構築を目指しましょう。

株式会社IVFラボは、ARTクリニックにおける「患者様の期待を裏切らないラボ」構築を目指し、培養室（ラボ）運営と培養技術支援を目的に設立されたコンサルタント会社です。代表の武田は、胚培養士として30年以上のキャリアを持ち、初心の「胚にとって何が有益か？今考えられることはすべてやってみよう！」の考えを大切にしております。胚培養士らとともに生殖医療の要となる培養技術について根幹から掘り下げて考えていく機会を共有してまいります。そして、質の高いラボへとさらに進化できるようパートナーとして全力を尽くしてまいります。

ARTクリニックへのコンサルタントで何をしてくれるの？

培養室長・スタッフの皆様と共に、弊社の持つ様々な経験やノウハウを培養技術に融合させることで改善・さらなる進展をお手伝いします。

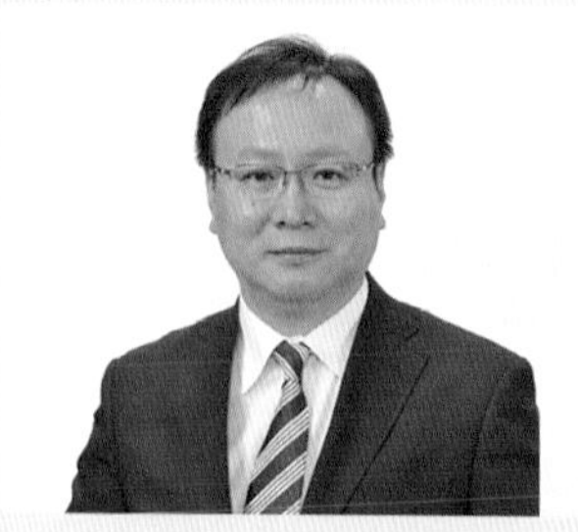

● 培養室のポテンシャルを最大限に生かす

導入機器やその資産管理をすることで何ができるのかを明確にし、技術的クオリティーアップへの戦略を提案します

● 技術の昇華へ向けた戦略

培養室のクオリティー評価を明瞭にし、目指す目標を明確にします

● 人材育成プログラムと新技術の導入

新人教育とスタッフのレベル向上、そしてモチベーションアップを目指します

● ヒューマンエラーと安全対策の攻略

安心安全な医療について、対策を一緒に考えてまいります

● 胚培養士としての発展

学会発表や論文発表について支援します

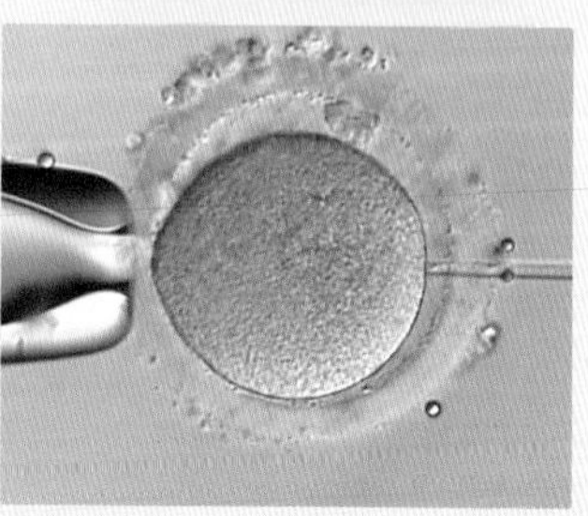

株式会社 IVFラボ
〒112-0002 東京都文京区小石川5-10-4 ヒルトップ小石川102
TEL：03-3815-8128 URL：https://ivf-laboratory.com/

β2GPIネオセルフ抗体検査®

繰り返す流産に悩まされていませんか？

「β2GPIネオセルフ抗体検査」をご存知でしょうか？

不育症に関連する新しい検査「β2GPIネオセルフ抗体検査」はご存知でしょうか。不育症には抗リン脂質抗体症候群という、血液が固まりやすい病気が関係している場合があります。β2GPIネオセルフ抗体検査は、この病気の原因となる抗体を調べる検査です。

従来の検査では原因不明であった不育症患者の約20%で本検査が陽性であることがわかってきています。※1 本検査が陽性である場合、適切な治療を受けることで出産率が高まる可能性があります。※2

検査内容

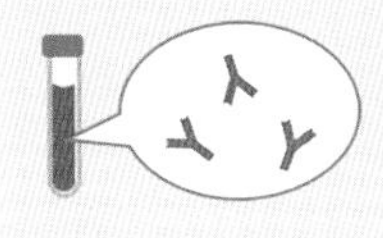

- 血液を用いて検査します。
- 血管を詰まりやすくしてしまう抗体を高感度に検出します。

検査の特徴

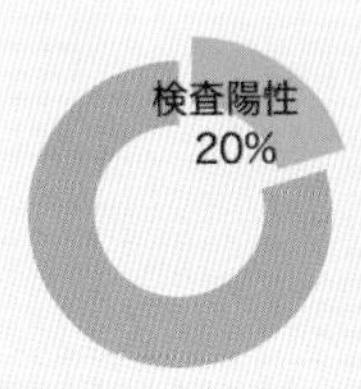

- 大阪大学発の特許技術を活用した検査です。
- 原因不明であった不育症患者の約20%で陽性と報告されています。

もし検査陽性になったら

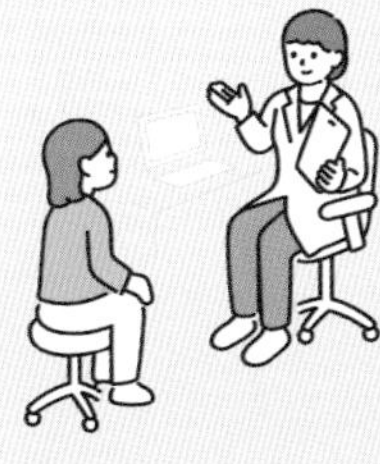

- 陽性の場合、流産を起こしやすい状態であると考えられます。
- 抗凝固療法などにより改善が見込める場合があります。
- 治療方針・治療方法については担当医にご相談ください。

100以上の医療機関で導入済

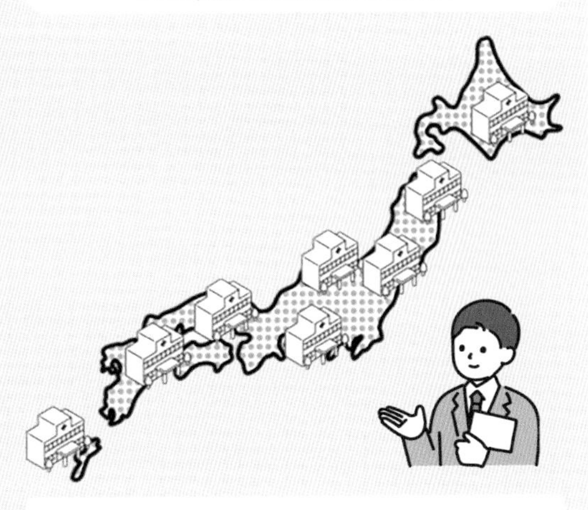

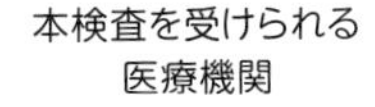

本検査を受けられる医療機関

本検査の詳細

※1. K. Tanimura et al., Arthritis & Rheumatology (2020)　※2. 第4回日本不育症学会総会「ネオセルフ抗体陽性不育症患者に対する治療法の検討」

株式会社Revorf
ネオセルフ抗体検査センター
〒565-0871 大阪府吹田市山田丘3-1 大阪大学 微生物病研究所 最先端感染症研究棟3階

Hospital & Clinic List

体外受精実施施設
全国リスト

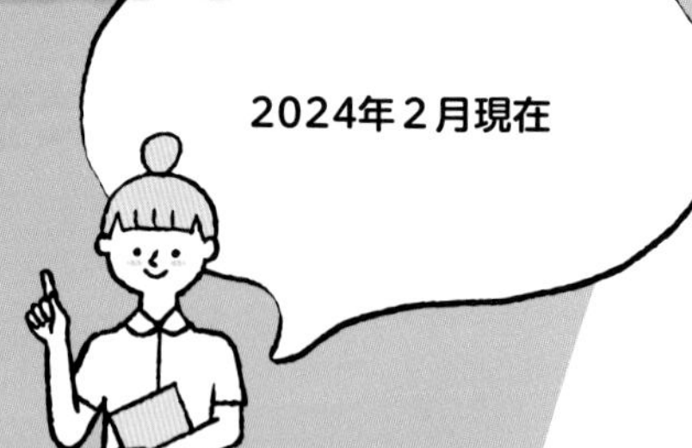

オプション診療実施項目入りリスト114件＋
全施設一覧616件

ここでは、全国の体外受精実施施設を紹介いたします。
一覧は、2024年2月時点での調査です。
ベースは、日本産科婦人科学会に登録のある医療機関です。
今回のアンケートで回答のあった116件中、
114件については、実施しているオプション診療を紹介しています。
お近くで不妊治療のできるクリニックを探す際、
また診療項目別に必要とする治療が
受けられるかどうかを調べる際の参考として、ぜひご覧ください。

診療16項目　実施状況

アンケート回答施設

不妊治療（体外受精）のオプション診療を16項目選び、今回のアンケートで回答をいただいた施設様のご協力を得て、その実施状況（診療可能なもの）を一覧にしましたので、参考にご覧下さい。16項目の診療は以下になります。

これら診療を必要とするときの病院チェックにお役立てください。

● **PICSI**（ヒアルロン酸を用いた生理学的精子選択術）
胚移植後に反復して流産を認めたもの、あるいは奇形精子を伴うものに対し、ヒアルロン酸と結合している精子を選別してICSIに用いる

● **IMSI**（強拡大顕微鏡を用いた形学的精子選択術）
1回以上の体外授精を実施しても受精卵や移植可能胚を得られず、性状不良精液（精子）所見A）精子濃度：1mlあたりの精子数 3000万未満、B）運動率：40%未満、©クルーガーテスト：正常形態精子率3%未満、D）精子DNA 断片化：30%以上のうち、2つ以上を満たしており、顕微授精の実施が必要と判断されたものに対し、強拡大顕微鏡を用いて精子を選択する

● **タイムラプス**（タイムラプス撮像法による受精卵・胚培養）
胚移植を必要とし、胚培養を行うときに、培養器に内蔵されたカメラで培養中の胚を一定間隔で撮影し、培養器から取り出すことなく培養し、評価できる

● **ERA**（子宮内膜受容能検査1）
これまで反復して着床・妊娠に至らないものに対し、子宮内膜が胚の着床に適した時期を調べる検査

● **ERPeak**（子宮内膜受容期検査2）
これまで反復して着床・妊娠に至らないものに対し、子宮内膜が胚の着床に適した時期をべる検査

● **EMMA／ALICE**（子宮内細菌検査1）
これまで反復して着床・妊娠に至らない慢性子宮内膜炎の疑いのあるものに対し、その菌の特定と子宮内の細菌の状態を調べる検査

● **子宮内フローラ検査**（子宮内細菌検査2）
これまで反復して着床・妊娠に至らない患者のうち、慢性子宮内膜炎が疑われるもの、または難治性細菌性腟症を調べる検査

● **子宮内膜スクラッチ**（子宮内膜擦過術）
これまで反復して着床・妊娠に至らないものに対し、子宮内膜にわずかな傷をつけ、内膜の修復を促し、着床に適した環境に整える

● **SEET法**（子宮内膜刺激術）
過去の体外受精治療において、何度か移植したものの着床または妊娠に至っていない場合などで、移植予定の2日前に胚培養中の培養液を子宮内に注入し、着床環境を整える効果を期待し、胚盤胞まで育った胚を移植する方法

● **二段階胚移植法**（二段階胚移植術）
受精後2～3日目の胚（初期）と5～6日目の胚（胚盤胞）を、一回の移植周期に移植日をずらして移植する方法。SEET 法と同様に、胚の代替産物が子宮内膜を整えて着床率を上げることを期待した移植方法

● **タクロリムス投与療法**（反復着床不全に対する投薬）
着床不全に対する免疫抑制薬を用いた治療。胚は精子と卵子から成る細胞で、母体側からすると半分は非自己となり、異物と捉えられ攻撃されてしまうことがあるため、攻撃する細胞が多い場合はタクロリムスという薬剤を利用し、免疫のバランスを整えた上で移植を行う

● **PGT**（着床前遺伝学的検査）
体外受精で得られた胚盤胞の染色体を網羅的に調べる検査。体外受精胚移植の不成功の経験がある、流産を繰り返すなどのカップルを対象に、日本産科婦人科学会による認定を受けた病、クリニックで受けることができる。検査で問題のない胚を移植することで、流産を減らし、移植あたりの妊娠の可能性を高めることが期待される

● **PRP**（多血小板血漿）
再生医療のひとつで、患者さん本人の血液から抽出した高濃度の血小板を子宮内や卵巣に注入する方法。体外受精において、何度も良好な胚を移植しているにも関わらず、なかなか妊娠しない人などを対象に、子宮を着床しやすい環境に整える効果がある子宮内注入法と、卵巣機能の低下からなかなか卵胞が発育しない人などを対象にした卵巣注入法がある

● **不育症検査**
妊娠はするけれども、流産、死産などを2回以上経験する場合を不育症といい、妊娠が継続できないリスク因子の有無を調べ、次回の妊娠に備える。リスク因子には、血液凝固異常や免疫異常などがある

● **不育症治療**
不育症検査でリスク因子が見つかった場合、それに応じた治療を多くの場合は妊娠してから、または妊娠の可能性があるときから開始しますが、甲状線の問題や糖尿病などの場合は妊娠前の治療も重要となる

● **ZyMōt**（マイクロ流体技術を用いた精子選別）
ザイモートは、マイクロ流体技術を用いて精子の選別をする技術。遠心分離器を使用しないので、遠心時に精子のDNAがちぎれてしまったり、傷がついてしまったりするなどの心配が少なくなる

● **その他**（凡例以外の診療がある場合）

全国体外受精実施施設一覧

P122～

	クリニック名	住所	TEL	PICSI	IMSI	タイムラプス
			診療項目/			
北海道・東北	時計台記念病院	札幌市中央区北1条	011-251-2221	—	—	—
	神谷レディースクリニック	札幌市中央区北3条	011-231-2722	●	●	●
	森産科婦人科病院	旭川市7条	0166-22-6125	—	—	—
	足立産婦人科クリニック	釧路市中園町	0154-25-7788	—	—	●
	エフ.クリニック	青森市浜田	017-729-4103	—	—	●
	清水産婦人科クリニック	秋田市広面	018-893-5655	—	—	●
	山形済生病院	山形市沖町	023-682-1111	—	—	—
	京野アートクリニック仙台	仙台市青葉区本町	022-722-8841	●	—	●
	仙台ARTクリニック	仙台市宮城野区名掛丁	022-791-8851	●	—	●
	福島県立医科大学附属病院　生殖医療センター	福島市光が丘	024-547-1111	—	—	●
関東	つくばARTクリニック	つくば市竹園	029-863-6111	●	—	—
	ちかざわLadies'クリニック	宇都宮市城東	028-638-2380	—	—	—
	国際医療福祉大学病院	那須塩原市	0287-37-2221	—	—	—
	横田マタニティーホスピタル	前橋市下小出町	027-234-4135	—	—	●
	ヒルズレディースクリニック	前橋市総社町	027-253-4152	—	—	—
	おおのたウィメンズクリニック埼玉大宮	さいたま市大宮区大門町	048-783-2218	●	—	●
	丸山記念総合病院	さいたま市岩槻区本町	048-757-3511	—	—	●
	永井マザーズホスピタル	三郷市上彦名	048-959-1311	—	—	●
	ウィメンズクリニックふじみ野	富士見市ふじみ野西	049-293-8210	●	—	●
	高橋ウイメンズクリニック	千葉市中央区新町	043-243-8024	●	—	●
	千葉メディカルセンター	千葉市中央区南町	043-261-5111	●	—	●
	津田沼IVFクリニック	船橋市前原西	047-455-3111	●	—	—
	中野レディースクリニック	柏市柏	04-7162-0345	—	—	●
	パークシティ吉田レディースクリニック	浦安市明海	047-316-3321	—	—	—

ERA	ERPeak	EMMA／ALICE	子宮内フローラ	子宮内膜スクラッチ	SEET法	二段階胚移植法	タクロリムス投与療法	PGT	PRP	不育症検査	不育症治療	マイクロ流体技術を用いた精子選別
●	–	–	●	–	–	●	–	–	–	●	●	–
●	–	●	–	●	●	●	●	●	●	●	●	●
●	●	●	●	–	–	●	–	–	–	●	–	–
–	–	–	●	–	–	–	●	–	–	●	●	–
●	–	●	●	–	–	–	●	●	●	●	●	●
●	–	●	●	–	●	●	●	–	–	●	●	–
–	–	–	–	–	–	–	–	–	–	●	–	–
●	–	●	●	●	●	–	●	●	●	●	●	●
●	–	●	–	●	●	●	●	●	●	●	–	●
–	–	–	–	–	●	●	–	–	–	●	–	●
●	–	●	●	●	●	●	●	–	●	●	–	●
–	–	–	–	●	–	–	–	–	–	●	–	–
●	–	●	●	●	●	●	–	–	–	●	●	–
●	–	●	●	–	–	–	–	●	–	●	●	●
–	●	–	●	●	●	●	●	–	–	●	●	–
●	●	●	●	●	●	●	–	–	–	●	●	–
–	–	–	●	–	●	–	–	–	–	–	–	–
–	–	–		–	–	–	–	–	–	●	–	–
●	–	●	●	●	●	●	●	●	●	●	●	●
–	●	–	●	●	●	●	●	●	●	●	●	●
●	–	●	–	●	●	●	–	–	–	●	●	–
●	●	●	●	●	●	●	●	–	●	●	●	●
–	–	–	–	–	●	●	–	●	–	–	–	–
–	–	–	●	●	●	●	–	–	–	●	●	–

※先進医療として診療しているかは直接各施設にお問い合わせください。

関東

クリニック名	住所	TEL 診療項目/	PICSI	IMSI	タイムラプス
順天堂大学医学部附属浦安病院	浦安市富岡	047-353-3111	—	—	—
日吉台レディースクリニック	富里市日吉台	0476-92-1103	—	—	
神田ウィメンズクリニック	千代田区神田鍛冶町	03-6206-0065	●	—	●
Natural ART Clinic 日本橋	中央区日本橋	03-6262-5757	—	●	●
さくら・はるねクリニック銀座	中央区銀座	03-5250-6850	●	●	●
銀座レディースクリニック	中央区銀座	03-3535-1117	●	—	●
新橋夢クリニック	港区新橋	03-3593-2121	—	—	●
リプロダクションクリニック東京	港区東新橋	03-6228-5352	●	●	●
六本木レディースクリニック	港区六本木	0120-853-999	●	●	●
麻布モンテアールレディースクリニック	港区麻布十番	03-6804-3208	●	—	—
山王病院　女性医療センター／リプロダクション・婦人科内視鏡治療センター	港区赤坂	03-3402-3151	●	—	●
東京大学医学部附属病院	文京区本郷	03-3815-5411	—	—	●
真島クリニック	足立区関原	03-3849-4127	—	—	●
東邦大学医療センター大森病院	大田区大森西	03-3762-4151	●	—	●
峯レディースクリニック	目黒区自由が丘	03-5731-8161	●	—	●
育良クリニック	目黒区上目黒	03-3713-4173	●	—	●
三軒茶屋ウィメンズクリニック	世田谷区太子堂	03-5779-7155	●	—	●
陣内ウィメンズクリニック	世田谷区奥沢	03-3722-2255	●	●	●
杉山産婦人科 新宿	新宿区西新宿	03-5381-3000	●	—	●
東京女子医科大学病院	新宿区河田町	03-3353-8111	●	—	—
明大前アートクリニック	杉並区和泉	03-3325-1155	●	—	●
花みずきウィメンズクリニック吉祥寺	武蔵野市吉祥寺本町	0422-27-2965	●	—	●
杏林大学医学部付属病院	三鷹市新川	0422-47-5511	—	●	●
ウィメンズクリニック神野	調布市国領町	042-480-3105	●	●	—

ERA	ERPeak	EMMA／ALICE	子宮内フローラ検査	子宮内膜スクラッチ	SEET法	二段階胚移植法	タクロリムス投与療法	PGT	PRP	不育症検査	不育症治療	マイクロ流体技術を用いた精子選別
－	－	－	－	－	－	－	－	－	－	●	●	－
●	－	●	●	－				●	●	●		－
●	－	●	●	●	●	●	●	●	－	●	●	●
－	－	－	－	－	－	－	－	－	－	－	－	●
●	－	－	●	●	●	●	－	●	－	●	●	－
●	－	●	●	－	－	－	－	－	－	－	－	－
●	●	●	●	－	－	－	－	●	－	●	●	●
－	●	－	●	●	●	●	－	●	●	●	●	●
●	●	●	●	●	●	●	●	－	●	●	－	●
●	－	●	●	●	●	●	－	－	－	●	●	●
●	－	●	●	●	●	●	●	●	●	●	●	●
●	－	●	●	－	●	●	－	●	－	●	●	－
●	－	●	●	●	●	－	●	●	－	●	●	●
●	●	●	●	●	●	●	－	●	●	●	●	●
●	－	●	－	－	－	－	－	●	●	●	●	●
●	●	●	●	－	●	●	●	－	●	●	●	●
●	－	●	●	●	●	●	－	●	●	●	●	●
－	－	●	●	●	●	－	－	－	－	－	－	●
●	●	●	●	●	●	●	●	●	●	●	●	●
－	－	－	－	－	－	－	－	－	－	●	－	－
●	－	－	●	●	●	●	●	●	●	●	－	－
●	●	●	●	●	●	－	●	●	－	●	●	－
－	－	－	－	－	－	－	－	－	－	●	－	－
－	－	－	－	●	－	●	●	●	－	●	●	－

※先進医療として診療しているかは直接各施設にお問い合わせください。

	診療項目/			PICSI	IMSI	タイムラプス
	クリニック名	住所	TEL			
関東	国分寺ウーマンズクリニック	国分寺市本町	042-325-4124	—	●	—
	みむろウィメンズクリニック	町田市中町	042-710-3609	—	—	●
	新百合ヶ丘総合病院	川崎市麻生区古沢都古	044-322-9991	—	—	—
	横浜市東部病院	横浜市鶴見区下末吉	045-576-3000	—	—	●
	馬車道レディスクリニック	横浜市中区相生町	045-228-1680	—	—	—
	福田ウイメンズクリニック	横浜市戸塚区品濃町	045-825-5525	—	—	—
	愛育レディースクリニック	大和市南林間	046-277-3316	—	—	—
	海老名レディースクリニック	海老名市中央	046-236-1105	●	●	—
	湘南茅ヶ崎ARTレディースクリニック	茅ヶ崎市浜見平	0467-81-5726	—	—	●
中部・東海	菅谷ウイメンズクリニック	上越市新光町	025-546-7660	—	—	—
	ミアグレースクリニック新潟	新潟市中央区東万代町	025-246-1122	—	—	—
	富山県立中央病院	富山市西長江	0764-24-1531	—	—	—
	鈴木レディスホスピタル	金沢市寺町	076-242-3155	●	—	●
	ふくい輝クリニック	福井市大願寺	0776-50-2510	●	—	●
	佐久平エンゼルクリニック	佐久市長土呂	0267-67-5816	●	—	●
	北原レディースクリニック	松本市島立	0263-48-3186	—	—	—
	クリニックママ	大垣市今宿	0584-73-5111	●	—	●
	ぎなんレディースクリニック	羽島郡岐南町	058-201-5760	—	●	●
	いながきレディースクリニック	沼津市宮前町	055-926-1709	●	—	●
	西村ウィメンズクリニック	浜松市中区上島	053-479-0222	—	—	●
	なごやARTクリニック	名古屋市中村区太閤	052-451-1103	●	●	●
	山口レディスクリニック	名古屋市南区駈上	052-823-2121	—	—	●
	ロイヤルベルクリニック	名古屋市緑区水広	052-879-6673	●	—	●
	成田産婦人科	名古屋市中区大須	052-221-1595	●	—	●

ERA	ERPeak	EMMA／ALICE	子宮内フローラ検査	子宮内膜スクラッチ	SEET法	二段階胚移植法	タクロリムス投与療法	PGT	PRP	不育症検査	不育症治療	マイクロ流体技術を用いた精子選別
●	—	●	●	●	●	●	—	●	—	●	●	—
●	●	●	●	●	●	●	—	●	●	●	●	●
●	●	●	●	●	●	●	—	●	●	●	●	—
—	—	—	—	—	—	—	—	—	—	—	—	—
●	●	●	●	●	●	●	—	—	—	—	—	—
●	—	●	—	—	—	●	●	●	—	●	●	●
●	—	●	●	—	●	●	●	—	●	●	—	●
●	—	●	●	●	●	●	—	—	—	●	—	●
—	●	—	●	●	●	—	●	—	—	—	—	—
●	—	●	—	●	●	—	—	—	—	●	●	●
●	—	●	●	●	●	●	—	●	—	●	—	—
●	—	●	—	●	—	—	—	—	—	●	—	—
●	—	●	—	—	●	●	●	—	—	●	●	—
●	—	●	—	●	●	●	—	—	—	●	●	●
●	●	●	●	●	●	●	—	●	●	●	●	●
—	—	—	—	—	—	—	—	—	—	—	—	—
●	—	●	●	●	●	●	●	●	●	●	●	●
—	●	—	●	●	●	—	—	—	—	●	—	—
●	—	●	●	●	●	●	—	●	—	●	●	—
—	—	—	—	—	—	—	—	●	—	●	●	●
—	●	—	●	●	—	●	●	●	●	●	—	●
●	●	●	●	●	●	●	●	●	●	●	●	—
●	—	●	●	—	●	●	—	●	—	●	—	—
●	—	●	●	●	●	●	●	●	●	●	—	●

※先進医療として診療しているかは直接各施設にお問い合わせください。

			診療項目/	PICSI	IMSI	タイムラプス
	クリニック名	住所	TEL			
東海	まるたARTクリニック	名古屋市千種区覚王山通	052-764-0010	●	—	●
	とよた星の夢ARTクリニック	豊田市喜多町	0565-37-3535	●	—	●
	トヨタ記念病院ジョイファミリー　不妊センター	豊田市平和町	0565-28-0100	—	—	●
	ふたばクリニック	半田市吉田町	0569-20-5000	—	—	—
	可世木レディスクリニック	一宮市平和	0586-47-7333	—	—	—
	中原クリニック	瀬戸市山手町	0561-88-0311	—	—	—
	みのうらレディースクリニック	鈴鹿市磯山	0593-80-0018	●	—	●
	IVF白子クリニック	鈴鹿市南江島町	059-388-2288	—	—	●
近畿	醍醐渡辺クリニック	京都市伏見区醍醐高畑町	075-571-0226	●	—	●
	リプロダクションクリニック大阪	大阪市北区大深町	06-6136-3344	●	●	●
	レディース&ARTクリニック　サンタクルス　ザ　ウメダ	大阪市北区茶屋町	06-6374-1188	—	—	—
	うめだファティリティークリニック	大阪市北区豊崎	06-6371-0363	●	—	●
	レディースクリニック北浜	大阪市中央区高麗橋	06-6202-8739	●	—	●
	西川婦人科内科クリニック	大阪市中央区備後町	06-6201-0317	—	—	●
	KAWAレディースクリニック	堺市南区若松台	072-297-2700	—	—	—
	谷口病院	泉佐野市大西	072-463-3232	—	—	●
	kobaレディースクリニック	姫路市北条口	079-223-4924	—	—	●
	レディースクリニックTaya	伊丹市伊丹	072-771-7717	—	—	—
	兵庫医科大学病院	西宮市武庫川町	0798-45-6111	●	—	●
	山下レディースクリニック	神戸市中央区磯上通	078-265-6475	●	—	●
	にしたんARTクリニック神戸三宮院	神戸市中央区雲井通	078-261-3500	—	—	●
	ASKAレディースクリニック	奈良市北登美ヶ丘	0742-51-7717	—	—	—
	うつのみやレディースクリニック	和歌山市美園町	073-474-1987	●	—	●
	奥村レディースクリニック	橋本市東家	0736-32-8511	—	—	—

ERA	ERPeak	EMMA／ALICE	子宮内フローラ検査	子宮内膜スクラッチ	SEET法	二段階胚移植法	タクロリムス投与療法	PGT	PRP	不育症検査	不育症治療	マイクロ流体技術を用いた精子選別
●	●	●	●	●	●	●	●	－	●	●	●	●
●	－	●	●	●	●	●	－	●	－	●	●	●
●	－	●	－	－	●	－	－	－	－	－	－	－
－	－	－	－	－	－	－	－	－	－	－	－	－
－	－	－	－	－	●	－	－	－	－	●	●	－
－	－	－	－	－	－	●	－	－	－	●	－	－
●	●	●	●	●	●	－	－	●	●	●	●	－
●	●	●	●	－	－	●	－	－	－	●	●	●
●	●	●	●	●	●	●	●	●	●	●	●	●
－	●	－	●	●	●	●	－	●	●	●	●	●
●	－	●	●	●	●	●	●	－	－	●	●	－
●	●	●	●	－	●	●	●	●	●	●	●	－
●	－	●	●	●	●	●	－	●	●	●	●	－
●	●	●	●	●	●	●	●	●	●	●	●	●
●	－	●	－	－	●	●	－	－	－	－	－	－
●	－	●	●	－	－	－	●	●	●	●	－	－
－	－	●	●	－	－	－	－	●	－	●	●	●
－	－	－	－	－	●	●	－	－	－	－	－	－
●	－	●	－	－	●	●	－	●	－	●	●	－
●	●	●	●	●	●	●	●	●	●	●	●	－
●	－	●	●	●	●	●	●	●	●	●	●	●
●	－	●	●	－	●	●	●	－	●	●	●	－
●	●	●	●	●	●	●	●	●	－	●	－	●
●	－	●	－	●	●	－	－	－	－	●	－	－

※先進医療として診療しているかは直接各施設にお問い合わせください。

	診療項目/			PICSI	IMSI	タイムラプス
	クリニック名	住所	TEL			
中国・四国	内田クリニック	松江市浜乃木	0120-58-2889	●	—	●
	岡山大学病院	岡山市北区鹿田町	086-223-7151	—	—	—
	絹谷産婦人科	広島市中区本通	082-247-6399	●	—	●
	広島HARTクリニック	広島市南区松原町	082-567-3866	●	●	●
	厚仁病院	丸亀市通町	0877-85-5353	●	—	●
	ハートレディースクリニック	東温市野田	089-955-0082	—	—	—
	高知大学	南国市岡豊町小蓮	088-886-5811	—	—	—
九州・沖縄	アイブイエフ詠田クリニック	福岡市中央区天神	092-735-6655	●	—	●
	en婦人科クリニック	福岡市中央区谷	092-791-2533	—	—	—
	空の森KYUSHU	久留米市天神町	0942-46-8866	●	—	●
	高木病院	大川市酒見	0944-87-8822	●	—	●
	ソフィアレディースクリニック水道町	熊本市中央区水道町	096-322-2996	—	—	●
	セントルカ産婦人科	大分市東大道	097-547-1234	—	—	●
	渡辺産婦人科	日向市大字平岩	0982-57-1011	—	—	—
	レディースクリニックあいいく	鹿児島市小松原	099-260-8878	●	—	●
	松田ウイメンズクリニック	鹿児島市山之口町	099-224-4124	—	—	●
	うえむら病院リプロダクティブセンター	中頭郡中城村字南上原	098-895-3535	—	—	●
	琉球大学病院	中頭郡西原町上原	098-895-3331	—	—	—

ERA	ERPeak	EMMA／ALICE	子宮内フローラ検査	子宮内膜スクラッチ	SEET法	二段階胚移植法	タクロリムス投与療法	PGT	PRP	不育症検査	不育症治療	マイクロ流体技術を用いた精子選別
▲	●	▲	●	●	●	●	●	●	–	●	●	●
–	–	–	–	–	–	–	–	–	–	●	●	–
●	–	●	●	●	●	●	●	●	●	●	●	
●	–	●	●	●	●	●	●	●	●	●	●	–
●	–	–	●	–	●	–	●	●	–	●	●	–
–	–	–	–	–	–	●	–	–	–	●	–	–
–	–	–	–	–	–	–	–	–	–	–	–	–
●	●	●	●	–	●	●	●	●	●	●	●	●
●	–	●	●	–	●	–	●	–	●	●	–	–
●	●	–	●	–	–	–	–	–	–	●	●	–
●	●	●	●	●	●	–	●	●	●	●	●	–
●	–	●	●	–	●	●	●	–	–	●	●	–
–	–	–	–	–	–	–	–	●	–	●	●	–
–	–	–	–	–	–	–	–	–	–	–	–	–
●	–	●	●	–	–	–	–	●	–	●	●	●
–	●	–	●	●	●	●	●	●	●	●	●	●
●	–	●	●	–	–	–	–	–	–	●	●	●
●	–	–	●	–	–	–	–	–	–	●	●	–

▲ 導入の予定あり

※先進医療として診療しているかは直接各施設にお問い合わせください。

都道府県	クリニック名	住所	TEL
北海道	エナ麻生ARTクリニック	札幌市北区麻生町	011-792-8850
	さっぽろARTクリニック	札幌市北区北7条西	011-700-5880
	北海道大学病院	札幌市北区北14条西	011-716-1161
	さっぽろARTクリニックn24	札幌市北区北23西	011-792-6691
	札幌白石産科婦人科病院	札幌市白石区東札幌	011-862-7211
	青葉産婦人科クリニック	札幌市厚別区青葉町	011-893-3207
	五輪橋マタニティクリニック	札幌市南区南39条西	011-585-3110
	手稲渓仁会病院	札幌市手稲区前田	011-681-8111
	セントベビークリニック	札幌市中央区北2条西	011-215-0880
	金山生殖医療クリニック	札幌市中央区北1条西	011-200-1122
	時計台記念クリニック	札幌市中央区北1条東	011-251-2221
	神谷レディースクリニック	札幌市中央区北3条西	011-231-2722
	札幌厚生病院	札幌市中央区北3条東	011-261-5331
	斗南病院	札幌市中央区北4条西	011-231-2121
	札幌医科大学附属病院	札幌市中央区南1条西	011-611-2111
	おおこうち産科婦人科	札幌市中央区南２条西	011-233-4103
	KKR札幌医療センター	札幌市豊平区平岸1条	011-822-1811
	美加レディースクリニック	札幌市豊平区平岸3条	011-833-7773
	札幌東豊病院	札幌市東区北17条東	011-704-3911
	秋山記念病院	函館市石川町	0138-46-6660
	岩城産婦人科	苫小牧市緑町	0144-38-3800
	とまこまいレディースクリニック	苫小牧市弥生町	0144-73-5353
	レディースクリニックぬまのはた	苫小牧市北栄町	0144-53-0303
	森産科婦人科病院	旭川市7条通	0166-22-6125
	みずうち産科婦人科	旭川市豊岡4条	0166-31-6713
	旭川医科大学病院	旭川市緑が丘東	0166-65-2111
	おびひろARTクリニック	帯広市東3条南	0155-67-1162
	足立産婦人科クリニック	釧路市中園町	0154-25-7788
	北見レディースクリニック	北見市大通東	0157-31-0303
	中村記念愛成病院	北見市高栄東町	0157-24-8131
青森県	エフ.クリニック	青森市浜田	017-729-4103
	レディスクリニック・セントセシリア	青森市筒井八ツ橋	017-738-0321
	八戸クリニック	八戸市柏崎	0178-22-7725
	婦人科 さかもとともみクリニック	弘前市早稲田	0172-29-5080
	弘前大学医学部附属病院	弘前市本町	0172-33-5111
岩手県	岩手医科大学附属病院 内丸メディカルセンター	盛岡市内丸	019-613-6111

都道府県	クリニック名	住所	TEL
岩手県	京野アートクリニック盛岡	盛岡市盛岡駅前通	019-613-4124
秋田県	秋田大学医学部附属病院	秋田市広面	018-834-1111
	清水産婦人科クリニック	秋田市広面	018-893-5655
	大曲母子医院	大仙市大曲福住町	0187-63-2288
山形県	山形山手町ARTクリニック 川越医院	山形市大手町	023-641-6467
	山形済生病院	山形市沖町	023-682-1111
	山形大学医学部附属病院	山形市飯田西	023-633-1122
	ゆめクリニック	米沢市東三丁目	0238-26-1537
	すこやかレディースクリニック	鶴岡市東原町	0235-22-8418
宮城県	京野アートクリニック仙台	仙台市青葉区本町	022-722-8841
	東北大学病院	仙台市青葉区星陵町	022-717-7000
	仙台ARTクリニック	仙台市宮城野区名掛丁	022-791-8851
	たんぽぽレディースクリニック あすと長町	仙台市太白区郡山	022-738-7753
	仙台ソレイユ母子クリニック	仙台市太白区大野田	022-248-5001
	スズキ記念病院	岩沼市里の杜	0223-23-3111
福島県	いちかわクリニック	福島市南矢野目	024-554-0303
	福島県立医科大学附属病院	福島市光が丘	024-547-1111
	アートクリニック産婦人科	福島市栄町	024-523-1132
	あべウイメンズクリニック	郡山市富久山町	024-923-4188
	ひさこファミリークリニック	郡山市中ノ目	024-952-4415
	あみウイメンズクリニック	会津若松市八角町	0242-37-1456
	会津中央病院	会津若松市鶴賀町	0242-25-1515
	いわき婦人科	いわき市内郷綴町	0246-27-2885
茨城県	いがらしクリニック	龍ケ崎市栄町	0297-62-0936
	筑波大学附属病院	つくば市天久保	029-853-7668
	つくばARTクリニック	つくば市竹園	029-863-6111
	つくば木場公園クリニック	つくば市松野木	029-836-4123
	筑波学園病院	つくば市上横場	029-836-1355
	遠藤産婦人科医院	筑西市八丁台	0296-20-1000
	根本産婦人科医院	笠間市八雲	0296-77-0431
	おおぬきARTクリニック水戸	水戸市三の丸	029-231-1124
	石渡産婦人科病院	水戸市 上水戸	029-221-2553
	小塙医院	小美玉市田木谷	0299-58-3185
	福地レディースクリニック	日立市鹿島町	0294-27-7521
栃木県	中田ウィメンズ&ARTクリニック	宇都宮市馬場通り	028-614-1100
	平尾産婦人科医院	宇都宮市鶴田	028-648-5222
	ちかざわLadie'sクリニック	宇都宮市城東	028-638-2380

都道府県	クリニック名	住所	TEL
栃木県	独協医科大学病院	下都賀郡壬生町	0282-86-1111
	那須赤十字病院	大田原市中田原	0287-23-1122
	匠レディースクリニック	佐野市奈良渕町	0283-21-0003
	城山公園すずきクリニック	佐野市久保町	0283-22-0195
	中央クリニック	下野市薬師寺	0285-40-1121
	自治医科大学附属病院	下野市薬師寺	0285-44-2111
	国際医療福祉大学病院	那須塩原市井口	0287-37-2221
群馬県	高崎ARTクリニック	高崎市あら町	027-310-7701
	セキールレディースクリニック	高崎市栄町	027-330-2200
	上条女性クリニック	高崎市栗崎町	027-345-1221
	群馬中央病院	前橋市紅雲町	027-221-8165
	群馬大学医学部附属病院	前橋市昭和町	027-220-7111
	横田マタニティーホスピタル	前橋市下小出町	027-234-4135
	いまいウイメンズクリニック	前橋市東片貝町	027-221-1000
	HILLS LADIES CLINIC	前橋市総社町	027-253-4152
	ときざわレディスクリニック	太田市小舞木町	0276-60-2580
埼玉県	セントウィメンズクリニック	さいたま市浦和区東高砂町	048-871-1771
	おおのたウィメンズクリニック埼玉大宮	さいたま市大宮区大門町	048-783-2218
	秋山レディースクリニック	さいたま市大宮区大成町	048-663-0005
	大宮ARTクリニック	さいたま市大宮区錦町	048-788-1124
	大宮レディスクリニック	さいたま市大宮区桜木町	048-648-1657
	かしわざき産婦人科	さいたま市大宮区上小町	048-641-8077
	あらかきウィメンズクリニック	さいたま市南区沼影	048-838-1107
	丸山記念総合病院	さいたま市岩槻区本町	048-757-3511
	大和たまごクリニック	さいたま市岩槻区岩槻	048-757-8100
	ソフィア祐子レディースクリニック	川口市西川口	048-253-7877
	永井マザーズホスピタル	三郷市上彦名	048-959-1311
	産婦人科菅原病院	越谷市越谷	048-964-3321
	ゆうレディースクリニック	越谷市南越谷	048-967-3122
	獨協医科大学埼玉医療センター	越谷市南越谷	048-965-1111
	スピカレディースクリニック	加須市南篠崎	0480-65-7750
	中村レディスクリニック	羽生市中岩瀬	048-562-3505
	埼玉医科大学病院	入間郡毛呂山町	049-276-1111
	埼玉医科大学総合病院医療センター	川越市鴨田	049-228-3674
	恵愛生殖医療医院	和光市本町	048-485-1185
	大塚産婦人科小児科医院	新座市片山	048-479-7802
	ウィメンズクリニックふじみ野	富士見市ふじみ野西	049-293-8210

都道府県	クリニック名	住所	TEL
埼玉県	ミューズレディスクリニック	ふじみ野市霞ケ丘	049-256-8656
	吉田産科婦人科医院	入間市野田	04-2932-8781
	瀬戸病院	所沢市金山町	04-2922-0221
	さくらレディスクリニック	所沢市くすのき台	04-2992-0371
	熊谷総合病院	熊谷市中西	048-521-0065
千葉県	高橋ウイメンズクリニック	千葉市中央区新町	043-243-8024
	千葉メディカルセンター	千葉市中央区南町	043-261-5111
	千葉大学医学部附属病院	千葉市中央区亥鼻	043-226-2121
	亀田IVFクリニック幕張	千葉市美浜区中瀬	043-296-8141
	みやけウイメンズクリニック	千葉市緑区おゆみ野中央	043-293-3500
	おおたかの森ARTクリニック	流山市おおたかの森西	04-7170-1541
	鎌ヶ谷ARTクリニック	鎌ケ谷市新鎌ヶ谷	047-442-3377
	本八幡レディースクリニック	市川市八幡	047-322-7755
	東京歯科大学 市川総合病院	市川市菅野	047-322-0151
	西船橋こやまウィメンズクリニック	船橋市印内町	047-495-2050
	船橋駅前レディースクリニック	船橋市本町	047-426-0077
	津田沼IVFクリニック	船橋市前原西	047-455-3111
	くぼのやIVFクリニック	柏市柏	04-7136-2601
	中野レディースクリニック	柏市柏	04-7162-0345
	さくらウィメンズクリニック	浦安市北栄	047-700-7110
	パークシティ吉田レディースクリニック	浦安市明海	047-316-3321
	順天堂大学医学部附属浦安病院	浦安市富岡	047-353-3111
	そうクリニック	四街道市大日	043-424-1103
	東邦大学医療センター佐倉病院	佐倉市下志津	043-462-8811
	高橋レディースクリニック	佐倉市ユーカリが丘	043-463-2129
	日吉台レディースクリニック	富里市日吉台	0476-92-1103
	宗田マタニティクリニック	市原市根田	0436-24-4103
	重城産婦人科小児科	木更津市万石	0438-41-3700
	薬丸病院	木更津市富士見	0438-25-0381
	亀田総合病院／ARTセンター	鴨川市東町	04-7092-2211
東京都	杉山産婦人科 丸の内	千代田区丸の内	03-5222-1500
	あさひレディスクリニック	千代田区神田佐久間町	03-3521-3588
	神田ウィメンズクリニック	千代田区神田鍛冶町	03-6206-0065
	浜田病院	千代田区神田駿河台	03-5280-1166
	日本橋ウィメンズクリニック	中央区日本橋	03-5201-1555
	にしたんARTクリニック日本橋院	中央区日本橋	03-6281-6990
	Natural ART Clinic日本橋	中央区日本橋	03-6262-5757

都道府県	クリニック名	住所	TEL
東京都	聖路加国際病院	中央区明石町	03-3541-5151
	銀座こうのとりレディースクリニック	中央区銀座	03-5159-2077
	さくら・はるねクリニック銀座	中央区銀座	03-5250-6850
	両角レディースクリニック	中央区銀座	03-5159-1101
	オーク銀座レディースクリニック	中央区銀座	0120-009-345
	銀座レディースクリニック	中央区銀座	03-3535-1117
	楠原ウィメンズクリニック	中央区銀座	03-6274-6433
	銀座すずらん通りレディスクリニック	中央区銀座	03-3569-7711
	虎の門病院	港区虎ノ門	03-3588-1111
	東京AMHクリニック銀座	港区新橋	03-3573-4124
	新橋夢クリニック	港区新橋	03-3593-2121
	東京慈恵会医科大学附属病院	港区西新橋	03-3433-1111
	芝公園かみやまクリニック	港区芝	03-6414-5641
	リプロダクションクリニック東京	港区東新橋	03-6228-5351
	六本木レディースクリニック	港区六本木	0120-853-999
	麻布モンテアールレディースクリニック	港区麻布十番	03-6804-3208
	赤坂見附宮崎産婦人科	港区元赤坂	03-3478-6443
	赤坂レディースクリニック	港区赤坂	03-5545-4123
	山王病院 女性医療センター/リプロダクション・婦人科内視鏡治療センター	港区赤坂	03-6864-0489
	表参道ARTクリニック	港区北青山	03-6433-5461
	東京HARTクリニック	港区南青山	03-5766-3660
	北里研究所病院	港区白金	03-3444-6161
	京野アートクリニック高輪	港区高輪	03-6408-4124
	城南レディスクリニック品川	港区高輪	03-3440-5562
	浅田レディース品川クリニック	港区港南	03-3472-2203
	にしたんARTクリニック品川院	港区港南	03-6712-3355
	秋葉原ART Clinic	台東区上野	03-5807-6888
	よしひろウィメンズクリニック 上野院	台東区東上野	03-3834-8996
	日本医科大学付属病院 女性診療科	文京区千駄木	03-3822-2131
	順天堂大学医学部附属順天堂医院	文京区本郷	03-3813-3111
	東京大学医学部附属病院	文京区本郷	03-3815-5411
	東京医科歯科大学病院	文京区湯島	03-5803-5684
	日暮里レディースクリニック	荒川区西日暮里	03-5615-1181
	臼井医院 婦人科 リプロダクション外来	足立区東和	03-3605-1677
	北千住ARTクリニック	足立区千住	03-6806-1808
	真島クリニック	足立区関原	03-3849-4127

都道府県	クリニック名	住所	TEL
東京都	あいウイメンズクリニック	墨田区錦糸	03-3829-2522
	木場公園クリニック・分院	江東区木場	03-5245-4122
	五の橋レディスクリニック	江東区亀戸	03-5836-2600
	クリニック飯塚	品川区西五反田	03-3495-8761
	はなおかIVFクリニック品川	品川区大崎	03-5759-5112
	昭和大学病院	品川区旗の台	03-3784-8000
	東邦大学医療センター大森病院	大田区大森西	03-3762-4151
	藤田医科大学東京 先端医療研究センター	大田区羽田空港	03-5708-7860
	キネマアートクリニック	大田区蒲田	03-5480-1940
	ファティリティクリニック東京	渋谷区東	03-3406-6868
	torch clinic	渋谷区恵比寿	03-6447-7910
	恵比寿ウィメンズクリニック	渋谷区恵比寿南	03-6452-4277
	桜十字ウィメンズクリニック渋谷	渋谷区宇田川町	03-5728-6626
	田中レディスクリニック渋谷	渋谷区宇田川町	03-5458-2117
	アートラボクリニック渋谷	渋谷区宇田川町	03-3780-8080
	フェニックスアートクリニック	渋谷区千駄ヶ谷	03-3405-1101
	はらメディカルクリニック	渋谷区千駄ヶ谷	03-3356-4211
	とくおかレディースクリニック	目黒区中根	03-5701-1722
	峯レディースクリニック	目黒区自由が丘	03-5731-8161
	育良クリニック	目黒区上目黒	03-3713-4173
	目黒レディースクリニック	目黒区目黒	@296kumet
	三軒茶屋ウィメンズクリニック	世田谷区太子堂	03-5779-7155
	三軒茶屋ARTレディースクリニック	世田谷区三軒茶屋	03-6450-7588
	梅ヶ丘産婦人科	世田谷区梅丘	03-3429-6036
	国立成育医療研究センター 周産期・母性診療センター	世田谷区大蔵	03-3416-0181
	ローズレディースクリニック	世田谷区等々力	03-3703-0114
	陣内ウィメンズクリニック	世田谷区奥沢	03-3722-2255
	田園都市レディースクリニック二子玉川	世田谷区玉川	03-3707-2455
	慶應義塾大学病院	新宿区信濃町	03-3353-1211
	にしたんARTクリニック新宿院	新宿区新宿	03-5766-2833
	杉山産婦人科 新宿	新宿区西新宿	03-5381-3000
	東京医科大学病院	新宿区西新宿	03-3342-6111
	Shinjuku ART Clinic	新宿区西新宿	03-5324-5577
	うつみやす子レディースクリニック	新宿区西新宿	03-3368-3781
	加藤レディスクリニック	新宿区西新宿	03-3366-3777
	国立国際医療研究センター病院	新宿区戸山	03-3202-7181

都道府県	クリニック名	住所	TEL
東京都	東京女子医科大学 産婦人科.母子総合医療センター	新宿区河田町	03-3353-8111
	桜の芽クリニック	新宿区高田馬場	03-6908-7740
	東京中野女性のためのクリニック ミリオンIVF	中野区中野	03-5328-3610
	東京衛生アドベンチスト病院附属 めぐみクリニック	杉並区 天沼	03-5335-6401
	荻窪病院 虹クリニック	杉並区荻窪	03-5335-6577
	明大前アートクリニック	杉並区和泉	03-3325-1155
	慶愛クリニック	豊島区東池袋	03-3987-3090
	松本レディース IVFクリニック	豊島区東池袋	03-5958-5633
	池袋えざきレディースクリニック	豊島区池袋	03-5911-0034
	帝京大学医学部附属病院	板橋区加賀	03-3964-1211
	日本大学医学部附属板橋病院?	板橋区大谷口上町	03-3972-8111
	ときわ台レディースクリニック	板橋区常盤台	03-5915-5207
	ウィメンズ・クリニック大泉学園	練馬区東大泉	03-5935-1010
	花みずきウィメンズクリニック吉祥寺	武蔵野市吉祥寺本町	0422-27-2965
	うすだレディースクリニック	武蔵野市吉祥寺本町	0422-28-0363
	武蔵境いわもと婦人科クリニック	武蔵野市境南町	0422-31-3737
	杏林大学医学部付属病院	三鷹市新川	0422-47-5511
	ウィメンズクリニック神野	調布市国領町	042-480-3105
	貝原レディースクリニック	調布市布田	042-426-1103
	幸町IVFクリニック	府中市府中町	042-365-0341
	国分寺ウーマンズクリニック	国分寺市本町	042-325-4124
	ジュンレディースクリニック小平	小平市喜平町	042-329-4103
	立川ARTレディースクリニック	立川市曙町	042-527-1124
	井上レディースクリニック	立川市富士見町	042-529-0111
	八王子ARTクリニック	八王子市横山町	042-649-5130
	みむろウィメンズクリニック	町田市中町	042-710-3609
	ひろいウィメンズクリニック	町田市森野	042-850-9027
	こまちレディースクリニック	多摩市落合	042-357-3535
神奈川県	Noah ART Clinic 武蔵小杉	川崎市中原区新丸子東	044-873-4122
	南生田レディースクリニック	川崎市多摩区南生田	044-930-3223
	新百合ヶ丘総合病院 リプロダクションセンター	川崎市麻生区古沢都古	044-322-9991
	聖マリアンナ医科大学病院 生殖医療センター	川崎市宮前区菅生	044-977-8111
	メディカルパークベイフロント横浜	横浜市西区高島	045-620-6322

都道府県	クリニック名	住所	TEL
神奈川県	みなとみらい夢クリニック	横浜市西区みなとみらい	045-228-3131
	コシ産婦人科	横浜市神奈川区白楽	045-432-2525
	神奈川レディースクリニック	横浜市神奈川区西神奈川	045-290-8666
	横浜HARTクリニック	横浜市神奈川区鶴屋町	045-620-5731
	菊名西口医院	横浜市港北区篠原北	045-401-6444
	アモルクリニック	横浜市港北区新横浜	045-475-1000
	なかむらアートクリニック	横浜市港北区新横浜	045-534-6534
	綱島ゆめみ産婦人科	横浜市港北区綱島西	050-1807-0053
	CM ポートクリニック	横浜市都筑区茅ヶ崎中央	045-948-3761
	産婦人科クリニックさくら	横浜市青葉区新石川	045-911-9936
	田園都市レディースクリニック あざみ野本院	横浜市青葉区あざみ野	045-905-5524
	済生会横浜市東部病院	横浜市鶴見区下末吉	045-576-3000
	馬車道レディスクリニック	横浜市中区相生町	045-228-1680
	メディカルパーク横浜	横浜市中区桜木町	045-232-4741
	横浜市立大学附属市民総合医療センター	横浜市南区浦舟町	045-261-5656
	福田ウイメンズクリニック	横浜市戸塚区品濃町	045-825-5525
	愛育レディーズクリニック	大和市南林間	046-277-3316
	海老名レディースクリニック	海老名市中央	046-236-1105
	矢内原ウィメンズクリニック	鎌倉市大船	0467-50-0112
	小田原レディスクリニック	小田原市城山	0465-35-1103
	湘南レディースクリニック	藤沢市鵠沼花沢町	0466-55-5066
	山下湘南夢クリニック	藤沢市鵠沼石上	0466-55-5011
	メディカルパーク湘南	藤沢市湘南台	0466-41-0331
	神奈川ARTクリニック	相模原市南区相模大野	042-701-3855
	北里大学病院	相模原市南区北里	042-778-8111
	ソフィアレディスクリニック	相模原市中央区鹿沼台	042-776-3636
	下田産婦人科医院	茅ヶ崎市幸町	0467-82-6781
	湘南茅ケ崎ARTレディースクリニック	茅ヶ崎市浜見平	0467-81-5726
	須藤産科婦人科	秦野市南矢名	0463-77-7666
	東海大学医学部付属病院	伊勢原市下糟屋	0463-93-1121
新潟県	立川綜合病院生殖医療センター	長岡市旭岡	0258-33-3111
	長岡レディースクリニック	長岡市新保	0258-22-7780
	大島クリニック	上越市鴨島	025-522-2000
	菅谷ウイメンズクリニック	上越市新光町	025-546-7660
	源川産婦人科クリニック	新潟市東区松崎	025-272-5252
	新津産科婦人科クリニック	新潟市江南区横越中央	025-384-4103
	ミアグレースクリニック新潟	新潟市中央区東万代町	025-246-1122

都道府県	クリニック名	住所	TEL
新潟県	産科・婦人科ロイヤルハートクリニック	新潟市中央区天神尾	025-244-1122
	ARTクリニック白山	新潟市中央区白山浦	025-378-3065
	新潟大学医歯学総合病院	新潟市中央区旭町通	025-223-6161
	済生会新潟病院	新潟市西区寺地	025-233-6161
	レディスクリニック石黒	三条市荒町	0256-33-0150
	関塚医院	新発田市中田町	0254-26-1405
富山県	富山赤十字病院	富山市牛島本町	076-433-2222
	小嶋ウィメンズクリニック	富山市五福	076-432-1788
	富山県立中央病院	富山市西長江	0764-24-1531
	女性クリニックWe! TOYAMA	富山市根塚町	076-493-5533
	あいARTクリニック	高岡市下伏間江	0766-27-3311
	あわの産婦人科医院	下新川郡入善町入膳	0765-72-0588
石川県	石川県立中央病院	金沢市鞍月東	076-237-8211
	吉澤レディースクリニック	金沢市稚日野町北	076-266-8155
	金沢たまごクリニック	金沢市諸江町	076-237-3300
	鈴木レディスホスピタル	金沢市寺町	076-242-3155
	永遠幸レディスクリニック	小松市小島町	0761-23-1555
福井県	ふくい輝クリニック	福井市大願寺	0776-50-2510
	本多レディースクリニック	福井市宝永	0776-24-6800
	西ウイミンズクリニック	福井市木田	0776-33-3663
	福井大学医学部附属病院	吉田郡永平寺町	0776-61-3111
山梨県	このはな産婦人科	甲斐市西八幡	055-225-5500
	薬袋レディースクリニック	甲府市飯田	055-226-3711
	甲府昭和婦人クリニック	中巨摩郡昭和町	055-226-5566
	山梨大学医学部付属病院	中央市下河東	055-273-1111
長野県	吉澤産婦人科医院	長野市七瀬中町	026-226-8475
	長野赤十字病院	長野市若里	026-226-4131
	長野市民病院	長野市大字富竹	026-295-1199
	OKAレディースクリニック	長野市下氷鉋	026-285-0123
	南長野医療センター篠ノ井総合病院	長野市篠ノ井会	026-292-2261
	佐久市立国保浅間総合病院	佐久市岩村田	0267-67-2295
	佐久平エンゼルクリニック	佐久市長土呂	0267-67-5816
	西澤産婦人科クリニック	飯田市本町	0265-24-3800
	わかばレディス&マタニティクリニック	松本市浅間温泉	0263-45-0103
	信州大学医学部附属病院	松本市旭	0263-35-4600
	北原レディースクリニック	松本市島立	0263-48-3186
	このはなクリニック	伊那市上新田	0265-98-8814

都道府県	クリニック名	住所	TEL
長野県	諏訪マタニティークリニック	諏訪郡下諏訪町	0266-28-6100
岐阜県	髙橋産婦人科	岐阜市梅ケ枝町	058-263-5726
	古田産科婦人科クリニック	岐阜市金町	058-265-2395
	岐阜大学医学部附属病院	岐阜市柳戸	058-230-6000
	操レディスホスピタル	岐阜市津島町	058-233-8811
	おおのレディースクリニック	岐阜市光町	058-233-0201
	クリニックママ	大垣市今宿	0584-73-5111
	中西ウィメンズクリニック	多治見市大正町	0572-25-8882
	ぎなんレディースクリニック	羽島郡岐南町	058-201-5760
	松波総合病院	羽島郡笠松町	058-388-0111
静岡県	いながきレディースクリニック	沼津市宮前町	055-926-1709
	沼津市立病院	沼津市東椎路春ノ木	055-924-5100
	岩端医院	沼津市大手町	055-962-1368
	かぬき岩端医院	沼津市下香貫前原	055-932-8189
	三島レディースクリニック	三島市南本町	055-991-0770
	共立産婦人科医院	御殿場市二枚橋	0550-82-2035
	富士市立中央病院	富士市高島町	0545-52-1131
	長谷川産婦人科医院	富士市吉原	0545-53-7575
	静岡レディースクリニック	静岡市葵区日出町	054-251-0770
	静岡赤十字病院	静岡市葵区追手町	054-254-4311
	菊池レディースクリニック	静岡市葵区追手町	054-272-4124
	俵IVFクリニック	静岡市駿河区泉町	054-288-2882
	焼津市立総合病院	焼津市道原	054-623-3111
	聖隷浜松病院	浜松市中区住吉	053-474-2222
	アクトタワークリニック	浜松市中区板屋町	053-413-1124
	西村ウイメンズクリニック	浜松市中区上島	053-479-0222
	浜松医科大学医学部附属病院	浜松市東区半田山	053-435-2111
	聖隷三方原病院リプロダクションセンター	浜松市北区三方原町	053-436-1251
	可睡の杜レディースクリニック	袋井市可睡の杜	0538-49-5656
	西垣ARTクリニック	磐田市中泉	0538-33-4455
愛知県	豊橋市民病院 総合生殖医療センター	豊橋市青竹町	0532-33-6111
	つつじが丘ウイメンズクリニック	豊橋市つつじが丘	0532-66-5550
	竹内ARTクリニック	豊橋市新本町	0532-52-3463
	ARTクリニックみらい	岡崎市大樹寺	0564-24-9293
	八千代病院	安城市住吉町	0566-97-8111
	G&Oレディスクリニック	刈谷市泉田町	0566-27-4103
	にしたんARTクリニック名古屋駅前院	名古屋市中村区名駅	052-433-8776

都道府県	クリニック名	住所	TEL
愛知県	浅田レディース名古屋駅前クリニック	名古屋市中村区名駅	052-551-2203
	レディースクリニックミュウ	名古屋市中村区名駅	052-551-7111
	名古屋第一赤十字病院	名古屋市中村区道下町	052-481-5111
	なごやARTクリニック	名古屋市中村区太閤	052-451-1103
	名古屋市立大学 医学部附属西部医療センター	名古屋市北区平出町	052-991-8121
	野崎クリニック	名古屋市中川区大当郎	052-303-3811
	金山レディースクリニック	名古屋市熱田区金山町	052-681-2241
	山口レディスクリニック	名古屋市南区駈上	052-823-2121
	ロイヤルベルクリニック 不妊センター	名古屋市緑区水広	052-879-6673
	おち夢クリニック名古屋	名古屋市中区丸の内	052-968-2203
	いくたウィメンズクリニック	名古屋市中区栄	052-263-1250
	可世木婦人科ARTクリニック	名古屋市中区栄	052-251-8801
	成田産婦人科	名古屋市中区大須	052-221-1595
	おかだウィメンズクリニック	名古屋市中区正木	052-683-0018
	稲垣婦人科	名古屋市北区大曽根	052-910-5550
	さわだウイメンズクリニック	名古屋市千種区四谷通	052-788-3588
	まるたARTクリニック	名古屋市千種区覚王山通	052-764-0010
	あいこ女性クリニック	名古屋市名東区よもぎ台	052-777-8080?
	名古屋大学医学部附属病院	名古屋市昭和区鶴舞町	052-741-2111
	名古屋市立大学病院	名古屋市瑞穂区瑞穂町	052-851-5511
	八事レディースクリニック	名古屋市天白区音聞山	052-834-1060
	平針北クリニック	日進市赤池町屋下	052-803-1103
	森脇レディースクリニック	みよし市三好町	0561-33-5512
	藤田医科大学病院	豊明市沓掛町	0562-93-2111
	とよた星の夢ARTクリニック	豊田市喜多町	0565-37-3535
	トヨタ記念病院 ジョイファミリー	豊田市平和町	0565-28-0100
	常滑市民病院	常滑市飛香台	0569-35-3170
	ふたばクリニック	半田市吉田町	0569-20-5000
	原田レディースクリニック	知多市寺本新町	0562-36-1103
	江南厚生病院	江南市高屋町	0587-51-3333
	小牧市民病院	小牧市常普請	0568-76-4131
	浅田レディース勝川クリニック	春日井市松新町	0568-35-2203
	中原クリニック	瀬戸市山手町	0561-88-0311
	つかはらレディースクリニック	一宮市浅野居森野	0586-81-8000
	可世木レディスクリニック	一宮市平和	0586-47-7333
三重県	こうのとりWOMEN'S CAREクリニック	四日市市諏訪栄町	059-355-5577

都道府県	クリニック名	住所	TEL
三重県	みたき総合病院	四日市市生桑町	059-330-6000
	みのうらレディースクリニック	鈴鹿市磯山	059-380-0018
	IVF白子クリニック	鈴鹿市南江島町	059-388-2288
	ヨナハレディースクリニック	桑名市大字和泉イノ割	0594-27-1703
	三重大学医学部附属病院	津市江戸橋	059-232-1111
	西山産婦人科	津市栄町	059-229-1200
	済生会松阪総合病院	松阪市朝日町	0598-51-2626
	森川病院	伊賀市上野忍町	0595-21-2425
滋賀県	リプロダクション 浮田クリニック	大津市真野	077-572-7624
	木下レディースクリニック	大津市打出浜	077-526-1451
	桂川レディースクリニック	大津市御殿浜	077-511-4135
	竹林ウィメンズクリニック	大津市大萱	077-547-3557
	滋賀医科大学医学部附属病院?	大津市瀬田月輪町	077-548-2111
	希望が丘クリニック	野洲市市三宅	077-586-4103
	イーリスウィメンズクリニック	彦根市中央町	0749-22-6216
	草津レディースクリニック	草津市渋川	077-566-7575
	清水産婦人科	草津市野村	077-562-4332
京都府	京都IVFクリニック	京都市下京区貞安前之町	075-585-5987
	醍醐渡辺クリニック	京都市伏見区醍醐高畑町	075-571-0226
	京都府立医科大学附属病院	京都市上京区河原町	075-251-5111
	田村秀子婦人科医院	京都市中京区御所八幡町	075-213-0523
	足立病院	京都市中京区東洞院通り	075-253-1382
	京都大学医学部附属病院	京都市左京区聖護院川原町	075-751-3111
	IDAクリニック	京都市山科区安朱南屋敷町	075-583-6515
	身原病院	京都市西京区上桂宮ノ後町	075-392-3111
	ハシイ産婦人科	向日市寺戸町	075-924-1700
大阪府	にしたんARTクリニック大阪院	大阪市北区梅田	06-6147-2844
	大阪 New ARTクリニック	大阪市北区梅田	06-6341-1556
	オーク梅田レディースクリニック	大阪市北区梅田	0120-009-345
	HORACグランフロント大阪クリニック	大阪市北区大深町	06-6377-8824
	リプロダクションクリニック大阪	大阪市北区大深町	06-6136-3344
	レディース&ARTクリニック サンタクルス ザ ウメダ	大阪市北区茶屋町	06-6374-1188
	越田クリニック	大阪市北区角田町	06-6316-6090
	扇町レディースクリニック	大阪市北区野崎町	06-6311-2511
	うめだファティリティークリニック	大阪市北区豊崎	06-6371-0363
	レディースクリニックかたかみ	大阪市淀川区中島	06-6100-2525

都道府県	クリニック名	住所	TEL
大阪府	小林産婦人科	大阪市都島区都島北通	06-6924-0934
	レディースクリニック北浜	大阪市中央区高麗橋	06-6202-8739
	西川婦人科内科クリニック	大阪市中央区備後町	06-6201-0317
	ウィメンズクリニック本町	大阪市中央区北久宝寺町	06-6251-8686
	春木レディースクリニック	大阪市中央区南船場	06-6281-3788
	脇本産婦人科・麻酔科	大阪市天王寺区空堀町	06-6761-5537
	奥野病院	大阪市阿倍野区天王寺町	06-6719-2200
	大阪鉄道病院	大阪市阿倍野区松崎町	06-6628-2221
	IVFなんばクリニック	大阪市西区南堀江	06-6534-8824
	オーク住吉産婦人科	大阪市西成区玉出西	0120-009-345
	岡本クリニック	大阪市住吉区長居東	06-6696-0201
	大阪急性期・総合医療センター	大阪市住吉区万代東	06-6692-1201
	園田桃代ARTクリニック	豊中市新千里東町	06-6155-1511
	たまごクリニック 内分泌センター	豊中市曽根西町	06-4865-7017
	なかむらレディースクリニック	吹田市豊津町	06-6378-7333
	吉本婦人科クリニック	吹田市片山町	06-6337-0260
	奥田産婦人科	茨木市竹橋町	072-622-5253
	大阪医科薬科大学病院	高槻市大学町	072-683-1221
	後藤レディースクリニック	高槻市白梅町	072-683-8510
	イワサクリニック セントマリ不妊センター	枚方市香里園町	072-831-1666
	関西医科大学附属病院	枚方市新町	072-804-0101
	天の川レディースクリニック	交野市私部西	072-892-1124
	IVF大阪クリニック	東大阪市長田東	06-4308-8824
	てらにしレディースクリニック	大阪狭山市池尻自由丘	072-367-0666
	近畿大学病院	大阪狭山市大野東	072-366-0221
	ルナレディースクリニック 不妊・更年期センター	堺市堺区市之町	0120-776-778
	いしかわクリニック	堺市堺区新町	072-232-8751
	KAWAレディースクリニック	堺市南区若松台	072-297-2700
	府中のぞみクリニック	和泉市府中町	0725-40-5033
	谷口病院	泉佐野市大西	072-463-3232
	レオゲートタワーレディースクリニック	泉佐野市りんくう往来北	072-460-2800
兵庫県	英ウィメンズクリニック	神戸市中央区二宮町	078-392-8723
	神戸元町 夢クリニック	神戸市中央区明石町	078-325-2121
	山下レディースクリニック	神戸市中央区磯上通	078-265-6475
	にしたんARTクリニック神戸三宮院	神戸市中央区雲井通	078-261-3500

都道府県	クリニック名	住所	TEL
兵庫県	神戸アドベンチスト病院	神戸市北区有野台	078-981-0161
	中村レディースクリニック	神戸市西区持子	078-925-4103
	久保みずきレディースクリニック 菅原記念診療所	神戸市西区美賀多台	078-961-3333
	くぼたレディースクリニック	神戸市東灘区住吉本町	078-843-3261
	オガタファミリークリニック	芦屋市松ノ内町	0797-25-2213
	徐クリニック・ARTセンター	西宮市松籟荘	0798-54-8551
	すずきレディースクリニック	西宮市田中町	0798-39-0555
	レディース＆ARTクリニック サンタクルス ザ ニシキタ	西宮市高松町	0798-62-1188
	英ウィメンズクリニック にしのみや院	西宮市高松町	0798-63-8723
	兵庫医科大学病院	西宮市武庫川町	0798-45-6111
	レディースクリニックTaya	伊丹市伊丹	072-771-7717
	近畿中央病院	伊丹市車塚	072-781-3712
	小原ウイメンズクリニック	宝塚市山本東	0797-82-1211
	第二協立病院ARTセンター	川西市栄町	072-758-1123
	シオタニレディースクリニック	三田市中央町	079-561-3500
	中林産婦人科	姫路市白国	079-282-6581
	Kobaレディースクリニック	姫路市北条口	079-223-4924
	西川産婦人科	姫路市花田町	079-253-2195
	親愛産婦人科医院	姫路市網干区垣内中町	079-271-6666
	博愛産科婦人科	明石市二見町	078-941-8803
	親愛レディースクリニック	加古川市加古川町	079-421-8811
	小野レディースクリニック	小野市西本町	0794-62-1103
	福田産婦人科麻酔科	赤穂市加里屋	0791-43-5357
	赤穂中央病院	赤穂市惣門町	0791-45-1111
奈良県	ASKAレディース・クリニック	奈良市北登美ヶ丘	0742-51-7717
	富雄産婦人科	奈良市三松	0742-43-0381
	久永婦人科クリニック	奈良市西大寺東町	0742-32-5505
	赤崎クリニック 高度生殖医療センター	桜井市谷	0744-43-2468
	奈良県立医科大学病院	橿原市四条町	0744-22-3051
	ミズクリニックメイワン	橿原市四条町	0744-20-0028
	三橋仁美レディースクリニック	大和郡山市矢田町通	0743-51-1135
和歌山県	日本赤十字社和歌山医療センター	和歌山市小松原通	073-422-4171
	うつのみやレディースクリニック	和歌山市美園町	073-423-1987
	岩橋産科婦人科	和歌山市関戸	073-444-4060
	奥村レディースクリニック	橋本市東家	0736-32-8511

都道府県	クリニック名	住所	TEL
鳥取県	タグチIVFレディースクリニック	鳥取市覚寺	0857-39-2121
	鳥取県立中央病院	鳥取市江津	0857-26-2271
	ミオ ファティリティクリニック	米子市車尾南	0859-35-5211
	鳥取大学医学部附属病院	米子市西町	0859-38-6642
	彦名レディスライフクリニック	米子市彦名町	0859-29-0159
島根県	内田クリニック	松江市浜乃木	0120-58-2889
	八重垣レディースクリニック	松江市東出雲町	0852-52-7790
	島根大学医学部附属病院	出雲市塩冶町	0853-23-2111
	島根県立中央病院	出雲市姫原	0853-22-5111
岡山県	岡山大学病院	岡山市北区鹿田町	086-223-7151
	名越産婦人科リプロダクションセンター	岡山市北区庭瀬	086-293-0553
	岡山二人クリニック	岡山市北区津高	086-256-7717
	三宅医院生殖医療センター	岡山市南区大福	086-282-5100
	岡南産婦人科医院	岡山市南区平福	086-264-3366
	赤堀クリニック	津山市椿高下	0868-24-1212
	倉敷成人病センター	倉敷市白楽町	086-422-2111
	倉敷中央病院	倉敷市美和	086-422-0210
広島県	幸の鳥レディスクリニック	福山市春日町	084-940-1717
	よしだレディースクリニック	福山市新涯町	084-954-0341
	広島中央通り 香月産婦人科	広島市中区三川町	082-546-2555
	絹谷産婦人科	広島市中区本通	082-247-6399
	広島HARTクリニック	広島市南区松原町	082-567-3866
	IVFクリニックひろしま	広島市南区松原町	082-264-1131
	県立広島病院	広島市南区宇品神田	082-254-1818
	香月産婦人科	広島市西区己斐本町	082-272-5588
	笠岡レディースクリニック	呉市西中央	0823-23-2828
山口県	山下ウイメンズクリニック	下松市瑞穂町	0833-48-0211
	徳山中央病院	周南市孝田町	0834-28-4411
	山口県立総合医療センター	防府市大字大崎	0835-22-4411
	関門医療センター	下関市長府外浦町	083-241-1199
	済生会下関総合病院	下関市安岡町	083-262-2300
	新山口こうのとりクリニック	山口市小郡花園町	083-902-8585
	山口大学医学部附属病院	宇部市南小串	0836-22-2522
徳島県	蕙愛レディースクリニック	徳島市佐古三番町	088-653-1201
	徳島大学病院	徳島市蔵本町	088-633-7175
	中山産婦人科	板野郡藍住町	088-692-0333
香川県	高松市立みんなの病院	高松市仏生山町	087-813-7171

都道府県	クリニック名	住所	TEL
香川県	高松赤十字病院	高松市番町	087-831-7101
	安藤レディースクリニック	高松市多肥下町	087-815-2833
	厚仁病院 産婦人科 生殖医療部門	丸亀市通町	0877-85-5353
	四国こどもとおとなの医療センター	善通寺市仙遊町	0877-62-1000
愛媛県	梅岡レディースクリニック	松山市竹原町	089-943-2421
	矢野産婦人科	松山市昭和町	089-921-6507
	福井ウイメンズクリニック	松山市星岡	089-969-0088
	つばきウイメンズクリニック	松山市北土居	089-905-1122
	ハートレディースクリニック	東温市野田	089-955-0082
	愛媛大学医学部附属病院	東温市志津川	089-964-5111
	こにしクリニック	新居浜市庄内町	0897-33-1135
	愛媛労災病院	新居浜市南小松原町	0897-33-6191
高知県	レディスクリニックコスモス	高知市杉井流	088-861-6700
	高知医療センター	高知市池	088-837-3000
	高知大学医学部附属病院	南国市岡豊町	088-866-5811
福岡県	石松ウイメンズクリニック	北九州市小倉南区津田新町	093-474-6700
	ほりたレディースクリニック	北九州市小倉北区京町	093-513-4122
	セントマザー産婦人科医院	北九州市八幡西区折尾	093-601-2000
	齋藤シーサイドレディースクリニック	遠賀郡芦屋町	093-701-8880
	井上 善レディースクリニック	福岡市中央区天神	092-406-5302
	アイブイエフ詠田クリニック	福岡市中央区天神	092-735-6655
	古賀文敏ウイメンズクリニック	福岡市中央区天神	092-738-7711
	中央レディスクリニック	福岡市中央区天神	092-736-3355
	en婦人科クリニック	福岡市中央区谷	092-791-2533
	日浅レディースクリニック	福岡市中央区大名	092-726-6105
	浜の町病院	福岡市中央区長浜	092-721-0831
	蔵本ウイメンズクリニック	福岡市博多区博多駅東	092-482-5558
	にしたんARTクリニック博多駅前院	福岡市博多区博多駅東	092-260-5441
	九州大学病院	福岡市東区馬出	092-641-1151
	福岡山王病院	福岡市早良区百道浜	092-832-1100
	婦人科永田おさむクリニック	糟屋郡粕屋町	092-938-2209
	福岡東医療センター	古賀市千鳥	092-943-2331
	久留米大学病院	久留米市旭町	0942-35-3311
	空の森KYUSHU	久留米市天神町	0942-46-8866
	いでウィメンズクリニック	久留米市天神町	0942-33-1114
	高木病院 不妊センター	大川市酒見	0944-87-0068
	平井外科産婦人科	大牟田市明治町	0944-54-3228

都道府県	クリニック名	住所	TEL
佐賀県	谷口眼科婦人科	佐賀市武雄町	0954-23-3170
	おおくま産婦人科	佐賀市高木瀬西	0952-31-6117
長崎県	岡本ウーマンズクリニック	長崎市江戸町	095-820-2864
	長崎大学病院	長崎市坂本	095-819-7200
	みやむら女性のクリニック	長崎市川口町	095-849-5507
熊本県	福田病院	熊本市中央区新町	096-322-2995
	熊本大学病院	熊本市中央区本荘	096-344-2111
	ソフィアレディースクリニック水道町	熊本市中央区水道町	096-322-2996
	北くまもと井上産婦人科	熊本市北区鶴羽田	096-345-3916
	ART女性クリニック	熊本市東区神水本町	096-360-3670
	片岡レディスクリニック	八代市本町	0965-32-2344
大分県	セント・ルカ産婦人科	大分市東大道	097-547-1234
	大川産婦人科・高砂	大分市高砂町	097-532-1135
	大分大学医学部附属病院	由布市挾間町	097-549-4411
宮崎県	古賀総合病院	宮崎市池内町	0985-39-8888
	ゆげレディスクリニック	宮崎市橘通東	0985-77-8288
	ARTレディスクリニックやまうち	宮崎市高千穂通	0985-32-0511
	渡辺産婦人科	日向市大字平岩	0982-57-1011
	野田医院	都城市蔵原	0986-24-8553
	丸田病院	都城市八幡町	0986-23-7060
鹿児島県	徳永産婦人科	鹿児島市田上	099-202-0007
	竹内レディースクリニックART鹿児島院	鹿児島市高麗町	099-208-1155
	あかつきARTクリニック	鹿児島市中央町	099-296-8177
	鹿児島大学病院 女性診療センター	鹿児島市桜ケ丘	099-275-5111
	レディースクリニックあいいく	鹿児島市小松原	099-260-8878
	松田ウイメンズクリニック 不妊生殖医療センター	鹿児島市山之口町	099-224-4124
	境田医院	出水市 米ノ津町	0996-67-2600
	フィオーレ第一病院	姶良市加治木町本町	0995-63-2158
	竹内レディースクリニック 附設高度生殖医療センター	姶良市東餅田	0995-65-2296
沖縄県	ウイメンズクリニック糸数	那覇市泊	098-869-8395
	友愛医療センター	豊見城市与根	098-850-3811
	空の森クリニック	島尻郡八重瀬町	098-998-0011
	うえむら病院 リプロダクティブセンター	中頭郡中城村	098-895-3535
	琉球大学医学部附属病院	中頭郡西原町	098-895-3331
	やびく産婦人科・小児科	中頭郡北谷町	098-936-6789

MEMO

MEMO

MEMO

保険診療がはじまった

全国体外受精実施施設ガイドブック 2024

発行日　2024年4月26日

発行人　谷高哲也

制作　不妊治療情報センター・funin.info

発行所　株式会社シオン
電話　03-3397-5877
〒167-0042 東京都杉並区西荻北2-3-9 グランピア西荻窪6F

発売所　丸善出版株式会社
電話　03-3512-3256
〒101-0051 東京都千代田区神田神保町2-17 神田神保町ビル6F

印刷　シナノ印刷株式会社

ISBN978-4-903598-91-8 C5077

不妊治療情報センター・funin.infoは、(株) シオンによって企画、運営されています。